Cidianna E. Melo do Nascimento
Catiane Batista Santos

Ältere Menschen und die Vision der Krankenschwester von der öffentlichen Gesundheit

Cidianna E. Melo do Nascimento
Catiane Batista Santos

Ältere Menschen und die Vision der Krankenschwester von der öffentlichen Gesundheit

Gesundheit älterer Menschen in Brasilien

ScienciaScripts

Imprint
Any brand names and product names mentioned in this book are subject to trademark, brand or patent protection and are trademarks or registered trademarks of their respective holders. The use of brand names, product names, common names, trade names, product descriptions etc. even without a particular marking in this work is in no way to be construed to mean that such names may be regarded as unrestricted in respect of trademark and brand protection legislation and could thus be used by anyone.

Cover image: www.ingimage.com

This book is a translation from the original published under ISBN 978-620-2-18815-9.

Publisher:
Sciencia Scripts
is a trademark of
Dodo Books Indian Ocean Ltd. and OmniScriptum S.R.L publishing group

120 High Road, East Finchley, London, N2 9ED, United Kingdom
Str. Armeneasca 28/1, office 1, Chisinau MD-2012, Republic of Moldova, Europe
Printed at: see last page
ISBN: 978-620-5-99714-7

Copyright © Cidianna E. Melo do Nascimento, Catiane Batista Santos
Copyright © 2023 Dodo Books Indian Ocean Ltd. and OmniScriptum S.R.L publishing group

ZUSAMMENFASSUNG

EINLEITUNG: Im Jahr 2025 wird Brasilien das sechste Land der Welt mit der größten Anzahl älterer Menschen sein. In Anbetracht dessen war es wichtig, die Rolle der Krankenschwestern in der Pflegeberatung in der Primärversorgung für ältere Menschen zu kennen. **ZIELE:** Charakterisierung der Sichtweise des alten Menschen und der Krankenschwester vor der Pflegeberatung, Aufzeigen der Bedeutung der Leistung der Krankenschwester in der Pflegeberatung für den alten Menschen; Überprüfung, ob die pflegerische Unterstützung für den alten Menschen gemäß dem Buch über die Gesundheit älterer Menschen geleistet wird; Analyse, ob die professionelle Krankenschwester in der Lage ist, bei der Pflege der Gesundheit des alten Menschen zu helfen. **METHODIK:** Es handelt sich um eine Feldforschung mit einem qualitativ-deskriptiven Ansatz, in einer Stadt im Landesinneren von Piauí - PI. Die Untersuchung fand in drei Basisgesundheitsstationen statt, eine in der Stadt und zwei auf dem Land, wobei 15 ältere Menschen und 3 Pflegefachkräfte befragt wurden. **ERGEBNISSE UND DISKUSSION:** Es ist wichtig, dass die älteren Menschen in dieser Region multiprofessionell betrachtet werden, so dass eine spezifische Pflege für ihre Gesundheit gewährleistet ist. Die Krankenpflege muss einen ganzheitlichen Blick auf diese älteren Menschen haben und Dinge in ihre Mitte bringen, die ihre Aufmerksamkeit auf den Gesundheitsdienst lenken. **SCHLUSSFOLGERUNG:** Die Gemeinde braucht Verbesserungen im Bereich der Gesundheit für diese Bevölkerung, es ist notwendig, dass diese Fachleute würdigere Formen der Pflege für diese Bevölkerung zeigen, es ist wichtig, dass sie sie suchen, sie zu Konsultationen bringen und die notwendigen Interventionen für jeden Patienten durchführen.

BESCHREIBER: Gesundheit. Ältere Menschen. Krankenpflege

ZUSAMMENFASSUNG

KAPITEL 1 3

KAPITEL 2 6

KAPITEL 3 21

KAPITEL 4 24

KAPITEL 5 35

KAPITEL 1

1 EINFÜHRUNG

In Brasilien ist eine fortschreitende und beschleunigte Alterung der Bevölkerung zu beobachten. Nach Angaben der Weltgesundheitsorganisation (WHO) wird Brasilien bis zum Jahr 2025 das sechstgrößte Land der Welt sein, was die Zahl der älteren Menschen angeht. "Es gibt immer noch einen großen Mangel an Informationen über die Gesundheit älterer Menschen und die Besonderheiten und Herausforderungen der Bevölkerungsalterung für die öffentliche Gesundheit in unserem sozialen Kontext" (GONTIJO, 2005, S. 3). Auf diese Weise erschien die Wahl des vorliegenden Themas für die inquietação zu wissen, wie es in der Tat die Leistung der Krankenschwester in der Beratung der Krankenpflege in der Aufmerksamkeit auf die Gesundheit der älteren Person ist. Wie es oder nicht unsere Bevölkerung altert mehr, und folglich entstehen größere Anfälligkeit für chronische degenerative Erkrankungen und dies impliziert die Notwendigkeit für Fachkräfte des Gesundheitswesens, vor allem Krankenschwestern (wie) bieten qualitativ hochwertige Pflege, damit mehr Menschen zu einem aktiven und gesunden Altern.

In diesem Zusammenhang wird hervorgehoben, dass:

> Das Gesundheitsministerium betrachtet die Alterung der Bevölkerung als eine Errungenschaft und einen Triumph der Menschheit im zwanzigsten Jahrhundert, erkennt aber auch an, dass es viele Herausforderungen gibt, damit das Altern mit Lebensqualität geschieht. Im Bereich der Politiken und Programme, die auf die ältere Bevölkerung ausgerichtet sind, besteht die Herausforderung darin, ihre Rechte, ihre Präferenzen und ihre Bedürfnisse zu berücksichtigen, um ihre Funktionsfähigkeit zu erhalten und zu verbessern und dabei ihre Gesundheit voll zu berücksichtigen (BRASIL, 2014, S.5).

"Die 2010 vom brasilianischen Institut für Geografie und Statistik (IBGE) durchgeführte Volkszählung ergab, dass 11 % der Brasilianer über 60 Jahre alt sind, was einem Kontingent von über 20 Millionen älteren Menschen entspricht" (VONO, 2011, S. 9). Daher ist es notwendig, dass die drei Regierungsebenen darauf vorbereitet sind, auf die wachsende Nachfrage zu reagieren und Gesundheitspolitiken anzubieten, die das Recht älterer Menschen auf eine qualitativ hochwertige Gesundheitspflege durch entsprechend qualifizierte und ausgebildete Fachkräfte gewährleisten. In diesem Szenario ist die professionelle Krankenschwester diejenige, die die Aufgabe hat, diese Altersgruppe zu betreuen, die eine andere Pflege als andere Menschen benötigt.

Die Pflegeplanung bezieht sich auf einen Aktionsplan, der den Pflegekräften helfen soll, eine qualitativ hochwertige Patientenpflege zu leisten. Die Interventionen sollten in einen interdisziplinären Plan für den Patienten integriert werden. Die Pflege sollte eine qualitativ hochwertige Pflege für jeden Patienten bieten. Der Pflegeplan fasst die Probleme und Bedürfnisse des Patienten zusammen und legt die geeigneten Pflegemaßnahmen sowie die erwarteten Ergebnisse fest (RALPH, TAYLOR 2007 apud OHARA, CONCONE 2014).

Die Ziele der Untersuchung waren daher: Charakterisierung der Sichtweise der älteren Menschen und der Krankenschwester bei der Pflegeberatung; Aufzeigen der Bedeutung der Rolle der Krankenschwester bei der Pflegeberatung älterer Menschen; Überprüfung, ob die Pflege älterer Menschen gemäß der Gesundheitsbroschüre für ältere Menschen erfolgt; Analyse, ob die professionelle Krankenschwester (a) in der Lage ist, bei der Gesundheitsversorgung älterer Menschen zu helfen. "Die größte Herausforderung bei der Betreuung älterer Menschen besteht darin, dazu beizutragen, dass sie trotz der fortschreitenden Einschränkungen, die auftreten können, wieder Möglichkeiten entdecken, ihr eigenes Leben mit der größtmöglichen Qualität zu leben" (BRASIL, 2006, S.9).

Das größte Problem besteht darin, dass die Angehörigen der Gesundheitsberufe, einschließlich des Pflegepersonals, nicht darauf vorbereitet sind, diese Klientel zu betreuen, die andere Bedürfnisse hat als andere Erwachsene. So wird immer noch festgestellt, dass die Gesundheitseinrichtungen nicht in der Lage sind, eine qualitativ hochwertige Pflege für ältere Menschen bereitzustellen, wie es die seit langem sanktionierte Gesundheitspolitik vorsieht, die dieser Altersgruppe das Recht auf ein aktives und gesundes Altern zugesteht. Bald stellen wir fest, dass dieses Recht auf eine gute Gesundheit im Alter immer noch nicht in Übereinstimmung mit der Gesundheitspolitik für ältere Menschen, die durch die Bundesverfassung gewährleistet wird, umgesetzt wird.

In diesem Zusammenhang wird hervorgehoben, dass:

> Die Zahl der öffentlichen Einrichtungen, in denen ältere Menschen in Piauí untergebracht sind, hält nicht mit dem Wachstum des dritten Lebensalters Schritt. In Brasilien gibt es 3.548 (öffentliche und private) Altenheime. Die Regierung (auf kommunaler, bundesstaatlicher und föderaler Ebene) unterhält jedoch nur 218 Heime im ganzen Land. In Piauí gibt es nur sechs Heime, vier in Teresina, eines in Parnaíba und ein weiteres in Picos. Dies ist die geringste Anzahl von Heimen im ganzen Land. Von diesen werden nur zwei vom Staat verwaltet, und zwar: Vila do Ancião (Teresina) und Abrigo São José (Parnaíba), die anderen vier sind in philanthropischer Trägerschaft. Die übrigen Gemeinden, 98,6 % der Gesamtfläche von Piauí, sind ohne diesen Dienst für ältere Menschen (NASCIMENTO, 2012, S. 7).

Mit der Zunahme der älteren Bevölkerung entstehen große Herausforderungen im Bereich der Gesundheit. So entstehen mit dem raschen demografischen und epidemiologischen Wandel neue gesundheitliche Anforderungen, wie die Epidemie chronischer Krankheiten und funktioneller Behinderungen, so dass die Inanspruchnahme von Gesundheitsdiensten zunehmen und länger andauern wird. Bei älteren Menschen überwiegen Krankheiten oder organische Funktionsstörungen, was jedoch nicht mit einer Einschränkung der Aktivitäten und der sozialen Teilhabe einhergeht, da die älteren Menschen trotz einiger pathologischer Merkmale weiterhin die für ihr tägliches Leben notwendigen Funktionen ausüben können (MORAES, 2012).

Daher kann angesichts der in der Untersuchung aufgestellten Hypothesen bestätigt werden, dass wir einige Fortschritte in Bezug auf die Gesundheit älterer Menschen gemacht haben, wobei die Verfassung der Republik von 1988 den rechtlichen Weg für die Dezentralisierung eröffnet hat. So hat der Nationalkongress 2003 das Statut der älteren Menschen verabschiedet und der Präsident der Republik hat das Statut der älteren Menschen gebilligt, das die Rechte regeln soll, die den Menschen im Alter von 60 (sechzig) Jahren oder mehr garantiert werden (Art. 1), was die Durchsetzung einiger strategischer Maßnahmen bestätigt, wie z.b. die Erstellung der Gesundheitsbroschüre für ältere Menschen, das Recht auf Impfung und andere.

In diesem Zusammenhang stellt Brasilien (2014, S.5) fest, dass:

> Die Gesundheitsbroschüre für ältere Menschen ist Teil einer Reihe von Initiativen, die darauf abzielen, die Pflege älterer Menschen zu qualifizieren. Es handelt sich um ein vorgeschlagenes Instrument zur Unterstützung eines angemessenen Gesundheitsmanagements für ältere Menschen, das sowohl von Gesundheitsteams als auch von älteren Menschen, ihren Familien und Betreuern genutzt wird.

In Bezug auf die negative Hypothese, die in der Untersuchung angesprochen wurde, wird festgestellt, dass die brasilianische Gesetzgebung zwar eine speziell auf ältere Menschen ausgerichtete Gesundheitspolitik hat, diese aber immer noch viel zu wünschen übrig lässt, da die Fachkräfte des Gesundheitswesens für die Betreuung dieser Klientel aufgrund der Besonderheiten, die diese Altersgruppe erfordert, nicht ausreichend qualifiziert sind. Es besteht also ein Anpassungsbedarf seitens der Gesundheitseinrichtungen und der Berufsausbildung, da die spezialisierte Ausbildung dieser Gesundheitsfachkräfte, wie z. B. in der Geriatrie, für die Pflege älterer Menschen unerlässlich ist. Die alternde Bevölkerung ist vor allem eine Erfolgsgeschichte für die öffentliche Gesundheitspolitik sowie für die soziale und wirtschaftliche Entwicklung (BRUNDTLAND, 1999, zitiert nach GONTIJO, 2005).

Somit bestätige ich, dass das hier gewählte Thema in erster Linie dazu dienen soll, zu einer angemessenen und würdigen Gesundheitsversorgung für die gesamte ältere brasilianische Bevölkerung beizutragen. Da im Gesundheitsbereich ein Mangel an Pflegefachkräften herrscht, die im Bereich der gerontologischen Pflege qualifiziert sind, haben nur wenige Fachleute Interesse an der Arbeit mit dieser Altersgruppe. Dies führt dazu, dass viele unserer älteren Menschen ein Altern erleben, das durch Krankheiten und Gebrechen gekennzeichnet ist, die ihr Wohlbefinden stark einschränken. Die Nationale Politik für die Gesundheit älterer Menschen zielt darauf ab, die Autonomie und Unabhängigkeit älterer Menschen wiederherzustellen, zu erhalten und zu fördern. Es ist das Recht aller älteren Menschen erhalten qualitativ hochwertige Pflege, so dass die Ausbildung und Qualifikation aller Angehörigen der Gesundheitsberufe, unabhängig von der Funktion, die alle Übungen sollten bereit sein, diese Klientel zu dienen.

KAPITEL 2

2 THEORETISCHER RAHMEN

2.1 Bevölkerungsalterung in Brasilien und in der Welt

"In allen Ländern und insbesondere in den Entwicklungsländern sind Maßnahmen, die älteren Menschen helfen, gesund und aktiv zu bleiben, eine Notwendigkeit und kein Luxus" GOTIJO, 2005.S.8) Brasilien, das einst als Land der jungen Menschen galt, verzeichnet heute ein übermäßiges Wachstum der älteren Bevölkerung. Wir stellen fest, dass sich die Altersstruktur unseres Landes sehr schnell verändert, wobei der Anteil der Kinder und Jugendlichen abnimmt und der Anteil der älteren Menschen zunimmt. "Interessant ist auch die Zunahme der Zahl der älteren Menschen über 80 Jahre, die im Jahr 2000 auf 70 Millionen geschätzt wird und in 50 Jahren die 350-Millionen-Grenze erreichen könnte" (ALONSO, 2005, S. 35).

Es wird erwartet, dass es im Jahr 2025 insgesamt 1,2 Milliarden ältere Menschen geben wird. Im Jahr 2050 werden es sogar zwei Milliarden sein, wobei 80 % dieser Altersgruppe in den Entwicklungsländern leben dürften. Dies ist darauf zurückzuführen, dass die Zahl der Kinder und Jugendlichen abnimmt und der Anteil der Menschen im Alter von 60 Jahren und darüber steigt. In Anbetracht dieses Anstiegs der Zahl der Menschen im Alter von 3^a ist es notwendig, Maßnahmen und Programme für aktives Altern zu entwickeln, die es dieser Altersgruppe ermöglichen, weiterhin entsprechend ihren Fähigkeiten zu arbeiten und chronischen Krankheiten vorzubeugen, die für diese Altersgruppe, für die Familien und für die Gesundheitssysteme teuer werden. Ein Vergleich zwischen den unterentwickelten und den entwickelten Ländern zeigt, dass diese in Bezug auf die sozioökonomische Entwicklung nicht mit dem beschleunigten Wachstum der älteren Bevölkerung Schritt gehalten haben. In den meisten Industrieländern erfolgt die Alterung allmählich und folgt dem sozioökonomischen Wachstum, während die Realität in den Entwicklungsländern eine andere ist: Der Alterungsprozess findet statt, bevor die finanziellen Ressourcen steigen (GONTIJO, 2012).

In Anbetracht der weltweiten demografischen Entwicklung der Bevölkerung werden Daten ermittelt, die uns die Dringlichkeit einer Sozialplanung mit Maßnahmen für die ältere Bevölkerung vor Augen führen, die täglich in alarmierendem Maße zunimmt. So belegen die Daten, dass heute einer von zehn Menschen 60 Jahre alt oder älter ist, und dass das Verhältnis im Jahr 2050 schätzungsweise eins zu fünf für die Weltbevölkerung und eins zu drei für die Entwicklungsländer betragen wird (ALONSO, 2005). In den letzten 40 Jahren hat sich Brasilien von einem epidemiologischen Profil, das durch das Vorherrschen von Infektionskrankheiten gekennzeichnet war, zu einem Profil entwickelt, in dem chronisch-degenerative Krankheiten überwiegen (COSTA et.al. 2003 apud SANTOS, SILVA, 2013

In diesem Zusammenhang wird hervorgehoben, dass:

> Die Alterung der Bevölkerung ist eine Reaktion auf die Veränderung einiger Gesundheitsindikatoren, insbesondere den Rückgang der Fruchtbarkeit und der Sterblichkeit sowie den Anstieg der Lebenserwartung. Sie ist nicht für alle Menschen gleich, da sie unter dem Einfluss von Diskriminierungs- und Ausgrenzungsprozessen leidet, die mit dem Geschlecht, der ethnischen Zugehörigkeit, dem Rassismus, den sozialen und wirtschaftlichen Bedingungen, der geografischen Herkunftsregion und dem Wohnort zusammenhängen (MINISTÉRIO DA SAÚDE, 2006:8).

Die Überalterung der Bevölkerung ist eine der großen Herausforderungen unserer Zeit und gleichzeitig ein Geschenk der Menschheit. Menschen im Alter von 3^a sollten nicht als Ressource ignoriert werden, da sie eine wesentliche Ressource für die Gründung unserer Familien darstellen. Der Weltgesundheitsorganisation zufolge haben die Länder die Möglichkeit, sich ein gesundes und aktives Altern zu leisten, wenn sie jetzt handeln, d. h. wenn Regierungen, internationale Organisationen und die Zivilgesellschaft Maßnahmen und Programme für diese Altersgruppe planen und umsetzen (GOTIJO, 2005).

Die Alterung der Bevölkerung ist die Reaktion auf die Veränderung verschiedener Faktoren, insbesondere derjenigen, die mit der Gesundheit zusammenhängen. In unterentwickelten Ländern wie Brasilien ist dieses demografische Ereignis eher auf Gesundheitstechnologien als auf die eigene Entwicklung des Landes zurückzuführen (SANTOS, SILVA, 2013).

"Der Alterungsprozess verstärkte sich in Brasilien ab den 1960er Jahren, was auf einen signifikanten Rückgang der Geburten- und Fruchtbarkeitsraten und den progressiven Anstieg der Lebenserwartung zurückzuführen ist." (NASCIMENTO, 2012:1). Es ist erwähnenswert, dass sich die Alterspyramide verändert hat (siehe Abbildung 01 und Abbildung 02).

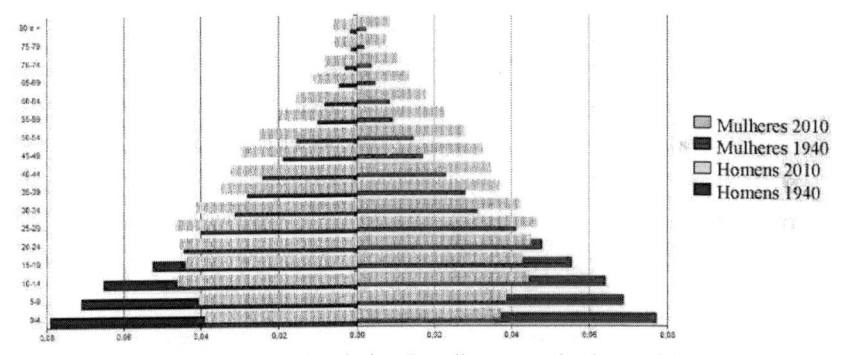

Abbildung 1 - Verteilung der brasilianischen Bevölkerung nach Alter und Geschlecht (1940-2010)
Quelle: IBGE, 1940 und Volkszählung 2010

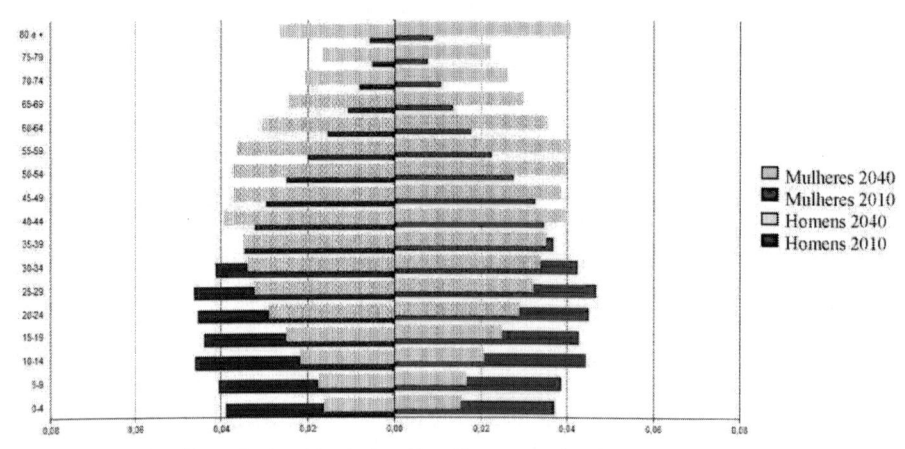

Abbildung 2- Verteilung der brasilianischen Bevölkerung nach Alter und Geschlecht (2010-2040)

Quelle: IBGE, Volkszählung 2010

Wir können das Altern als einen natürlichen Prozess verstehen, bei dem die Funktionsreserve des Einzelnen allmählich abnimmt. Er kann unter normalen Bedingungen auftreten, ohne dass er ein Problem darstellt - die Alterung. Wenn jedoch aufgrund der Überlastung des Organismus Pathologien auftreten, die eine medizinische Betreuung erfordern, spricht man von Senilität (MINISTÉRIO DA SAÚDE, 2006).

Es wird darauf hingewiesen, dass es einen wachsenden Teil der älteren Bevölkerung gibt, der über 80 Jahre alt ist. In diesem extrem fortgeschrittenen Lebensstadium treten die diesem Lebensabschnitt eigenen Schwierigkeiten auf, die es erforderlich machen, dass der Staat eine differenzierte Unterstützung gegenüber der übrigen Bevölkerung im Allgemeinen leistet. Dabei verdient die Tatsache Aufmerksamkeit, dass die Mehrheit dieser Personen weiblich ist, ein Anteil, der 55% der Gesamtheit der älteren Menschen entspricht. Dies bestätigt die strukturellen Unterschiede im Profil und in der Art und Weise, wie diese ältere Bevölkerung in entwickelten und unterentwickelten Ländern lebt. Es unterstreicht die ungleiche Bevölkerungsverteilung dieser Altersgruppe zwischen ländlichen und städtischen Gebieten. In den Industrieländern ist diese Bevölkerungsgruppe stärker in den städtischen Gebieten verteilt, während sie in den unterentwickelten Ländern stärker in den ländlichen Gebieten konzentriert ist, was schwerwiegende Folgen für die Aufnahme und den sozialen Schutz der älteren Menschen hat, die in unterentwickelten Ländern wie Brasilien leben. In ländlichen Gebieten herrscht oft ein Zustand der Vernachlässigung, eine Vernachlässigung der Sozialleistungen durch die Regierung. Dies ist ein Warnsignal, da die überwiegende Mehrheit der älteren Bevölkerung in diesen Gebieten konzentriert ist und diese Altersgruppe unter Umständen in prekären Lebensbedingungen lebt, ohne Zugang zu einer hochwertigen und würdigen Gesundheitsversorgung, die ein aktives und gesundes Altern ermöglichen kann (ALONSO, 2005).

2.2 Öffentliche Maßnahmen zur Alterung

Die Alterung der Bevölkerung ist eine Bereicherung für die Menschheit, und vor allem ist es notwendig, dass der Staat, die Familie und der Einzelne sich darauf vorbereiten, um ein gesünderes und würdiges Alter für alle zu fördern. In einigen Ländern, wie etwa in Lateinamerika, ist ein sehr schnelles Wachstum der alternden Bevölkerung zu beobachten, was große Aufmerksamkeit erfordert, denn im Gegensatz zu den Industrieländern, die vor dem Altern reich geworden sind, altern Entwicklungsländer wie Brasilien schnell und bevor sie reich werden (LOUVISON, ROSA, 2012). Brasilien gilt als ein unterentwickeltes Land, das im Laufe der Zeit versucht hat, seine Systeme zu organisieren: Wirtschaft, Bildung und Gesundheit (SAITO, 2014).

"Während der frühen Kolonialzeit in Brasilien gab es keine öffentliche Politik zum Thema Gesundheit" (FIGUEIREDO et. al. 2007:15). Als eine der ersten Bewegungen im Zusammenhang mit dem Aufbau eines Gesundheitssystems können wir die Caixas de Aposentadorias e Pensões (CAPS) anführen, die 1923 durch das Gesetz Elói Chaves gegründet wurden und von Arbeitnehmern und Unternehmen unter staatlicher Aufsicht unterhalten wurden (SAITO, 2014).

Die Aufnahme von Maßnahmen zum Thema Altern in die Agenda der brasilianischen Politik ist nicht neu. Sie begann in der Kolonialzeit mit der Schaffung von Wohlfahrtseinrichtungen wie der Santa Casa de Misericórdia de Santos. Durch das Dekret 9.912-A vom 26. März 1988 wurde das Recht auf Pensionierung für Postangestellte geregelt. Darin wurde festgelegt, dass diese bei einem Mindestalter von 60 Jahren und 30 Dienstjahren Anspruch auf eine Altersrente haben. Es gab noch zwei Initiativen, die im Jahr 1960 stattfanden und die zur zukünftigen Entwicklung der brasilianischen Politik für die ältere Bevölkerung beitrugen: die erste war 1961 die Gründung der Gerontologischen Gesellschaft. Die zweite erfolgte Anfang 1963 durch die Initiative des Sozialdienstes des Handels (Sesc). Von da an begannen die Institutionen, die sich nur um die in Heimen untergebrachte ältere Bevölkerung kümmerten, mit der Entwicklung von Maßnahmen für die gesamte ältere Bevölkerung (CAMARANO, PASINATO, 2012).

Im Jahr 1978 fand die Alma-Ata-Konferenz der Weltgesundheitsorganisation (WHO) statt, auf der die Grundsätze der primären Gesundheitsversorgung festgelegt wurden. Die Gesundheitsversorgung entwickelte sich mit der Schaffung des einheitlichen und dezentralisierten Gesundheitssystems (SUDS), das das Ergebnis von Vereinbarungen zwischen dem Nationalen Institut für medizinische Unterstützung der Sozialversicherung (Inamps) und den Regierungen der Bundesstaaten ist (FIGUEIREDO et. al, 2007). Was die internationale Politik für die brasilianische Bevölkerung betrifft, so hatten zwei Versammlungen der Vereinten Nationen, die in Wien (1982) und

Madrid (2002) stattfanden, eine sehr wichtige Bedeutung für das Leben der Menschen im Alter von 3.[a]

Der Wiener Plan war die erste Weltversammlung, die sich an die ältere Bevölkerung richtete, und gilt als eine der ersten öffentlichen Maßnahmen, die auf diese Altersgruppe ausgerichtet waren. Die Hauptziele des Plans waren: die Gewährleistung der wirtschaftlichen und sozialen Sicherheit älterer Menschen sowie die Ermittlung von Möglichkeiten für ihre Integration in den Entwicklungsprozess des Landes. Obwohl zu dieser Zeit der Schwerpunkt auf den Industrieländern lag, haben seitdem auch Entwicklungsländer wie Brasilien begonnen, Fragen des aktiven Alterns in ihre politische Agenda aufzunehmen (CAMARANO, PASINATO, 2012).

Im selben Jahr, in dem die erste Weltversammlung stattfand, wurde in Brasilien das Nationale Jahr der älteren Menschen ausgerufen, und von da an wurde die brasilianische Gesellschaft auf die Probleme der älteren Bevölkerung aufmerksam, was dazu führte, dass sich einige Berufsgruppen dafür interessierten, wie z. B. der Bereich der Geriatrie. In São Paulo wurde 1986 der erste staatliche Rat für ältere Menschen gegründet, und im selben Jahr wurde die Nationale Verfassunggebende Versammlung ins Leben gerufen, die die brasilianische Bevölkerung zu spezifischen Fragen dieses Segments der älteren Menschen mobilisierte, denn in den 1980er Jahren hatte die Alterung der Bevölkerung bereits die Aufmerksamkeit der Demografen und Epidemiologen auf sich gezogen, da es zu strukturellen Veränderungen in der Bevölkerung kam und die Lebenserwartung bei der Geburt bereits 65 Jahre erreichte (LOUVISON, ROSA, 2010).

Der Plan von Madrid, der 2002 stattfand, wurde als Zweite Weltversammlung bekannt. Als Ergebnis der Zusammenarbeit zwischen dem Staat und der Zivilgesellschaft nahmen etwa 700 Nichtregierungsorganisationen an dem beratenden Rat teil. Es wird bestätigt, dass auf der genannten Versammlung eine politische Erklärung mit einem neuen Aktionsplan verabschiedet wurde, der als Leitlinie für die Annahme von normativen Maßnahmen zum Altern zu Beginn des 21. Es ist bemerkenswert, dass dieser neue Plan, der von den Regierungen angenommen wurde, insbesondere für die Probleme, die sich aus dem Alterungsprozess ergeben, auf drei Grundprinzipien basierte: aktive Teilnahme älterer Menschen an der Gesellschaft, der Entwicklung und dem Kampf gegen die Armut; Förderung der Gesundheit und des Wohlbefindens im Alter: Förderung des gesunden Alterns; Schaffung eines förderlichen und günstigen Umfelds für das Altern; (CAMARANO, PASINATO, 2012)

In diesem Zusammenhang stellen Figueiredo et. al (2007:20) fest, dass:

> Die Verfassung der Republik von 1988 ebnete den rechtlichen Weg für die Dezentralisierung, und zum ersten Mal in der Geschichte erhielt der Gesundheitssektor verfassungsrechtliche Bedeutung, wobei viele Forderungen der brasilianischen Gesellschaft und insbesondere der Gesundheitsbewegung in den Text aufgenommen wurden. Das föderative politische System, das sich aus den drei Regierungsebenen (Union, Bundesstaaten und Gemeinden) zusammensetzt,

betrachtet diese als Einheiten mit administrativer Autonomie und ohne hierarchische Bindungen, weshalb sie für die Entwicklung des einheitlichen Gesundheitssystems (SUS) verantwortlich wurden.

Es ist bekannt, dass die Verfassung von 1988 als erste einen Titel über die Sozialordnung enthielt: Titel VIII. In Kapitel VII wird auf die Bereiche Familie, Kinder, Jugendliche und ältere Menschen eingegangen. Darin wird in Artikel. 230 wird darauf hingewiesen, dass die Unterstützung älterer Menschen in der Verantwortung der Familie, der Gesellschaft und des Staates liegt, der ihre Teilhabe an der Gemeinschaft sicherstellen, ihre Würde und ihr Wohlergehen verteidigen und ihr Recht auf Leben gewährleisten muss.

Ratifizierung des zweiten Punktes der Verfassung, der eine Ausdehnung auf das gesamte Staatsgebiet vorsieht, der Gratifikation des öffentlichen Personennahverkehrs für Personen über 65 Jahre (CAMARANO, PASINATO, 2012).

Obwohl die Verfassung von 1988 dem SUS einen rechtlichen und administrativen Rahmen für die drei Regierungsebenen gab, wurde sie nicht mit der erwarteten Geschwindigkeit umgesetzt. Aus diesem Grund wurden mehrere Gesetze, Verordnungen, operationelle Standards und der Pakt für Gesundheit, der neueste, geschaffen und eingeführt (SAITO, 2014).

Die Regulierung des SUS wurde jedoch erst Ende 1990 mit den Gesetzen 8.080 und 8. 142, Organisches Gesundheitsgesetz (LOS), festgelegt, die die organisatorischen und operativen Grundsätze des Systems hervorheben und den Aufbau eines auf Epidemiologie basierenden Versorgungsmodells in einem dezentralisierten und regionalisierten System, in sozialer Kontrolle und auf kommunaler Basis betonen (FIGUEIREDO, 2007).

2.3 Öffentliche Gesundheitspolitik für ältere Menschen

In unserem Land werden Personen ab 60 Jahren als ältere Menschen betrachtet. Das universelle und integrale Recht auf Gesundheit wurde in der Verfassung von 1988 durch die Kämpfe des Volkes durchgesetzt und mit der Schaffung des einheitlichen Gesundheitssystems (SUS) durch die organischen Gesundheitsgesetze 8.080/90 und 8.142/90 bestätigt (OHARA; CONCONE, 2014).

"Die Gesundheitspolitik zielt darauf ab, die Aufmerksamkeit für die gesamte ältere Bevölkerung durch Maßnahmen zur Förderung, zum Schutz und zur Wiederherstellung der Gesundheit zu gewährleisten und dabei die Grundsätze und Leitlinien des SUS zu beachten." (OHARA; CONCONE, 2014, S. 34). Die 1994 erlassene Nationale Politik für ältere Menschen gewährleistet die sozialen Rechte älterer Menschen und schafft Bedingungen zur Förderung ihrer Autonomie, Integrität und effektiven Teilhabe an der Gesellschaft durch das Gesetz 8.844/94, das 1996 durch die Verordnung 1.948/96 geregelt wurde. Im Jahr 1999 wurde mit der

Ministerialverordnung Nr. 1.395/99 die nationale Politik für die Gesundheit älterer Menschen festgelegt, die darauf abzielt, dass die Organe und Einrichtungen des Gesundheitsministeriums die Entwicklung oder Anpassung von Plänen, Projekten und Aktivitäten in Übereinstimmung mit den darin festgelegten Leitlinien und Verantwortlichkeiten fördern (OHARA; CONCONE, 2014).

Die nationale Politik für ältere Menschen wurde 1994 verabschiedet (Gesetz 8.842). Diese Politik besteht aus einer Reihe von Regierungsmaßnahmen, die darauf abzielen, die sozialen Rechte älterer Menschen zu gewährleisten, basierend auf dem grundlegenden Prinzip, dass ältere Menschen ein Subjekt mit Rechten sind und in Bezug auf alle ihre Bedürfnisse - körperliche, soziale, wirtschaftliche und politische - unterschiedlich behandelt werden sollten (CAMARANO, PASINATO, 2012).

Bei der Weiterentwicklung der nationalen Debatten über die Gesundheit älterer Menschen stachen folgende Punkte hervor: das Seniorenstatut, das Recht auf Gesundheit und die nationale Politik zur Gesundheit älterer Menschen. Das Seniorenstatut wurde durch das Gesetz Nr. 1.0741/2003 eingeführt. Das Seniorenstatut bekräftigt das Recht älterer Menschen auf eine umfassende Gesundheitsversorgung durch das SUS und erläutert die besonderen Bedürfnisse dieser Bevölkerungsgruppe sowohl im Hinblick auf die erforderlichen Humanressourcen, wie z. B. Gesundheitseinrichtungen mit einem spezifischen Profil für die Pflege dieser Bevölkerungsgruppe, als auch im Hinblick auf das Pflegemodell und bekräftigt die Notwendigkeit der Bereitstellung von Medikamenten sowie von Orthesen, Prothesen, Habilitation oder Rehabilitation. In Artikel 15 des Statuts für ältere Menschen wurde die Diskriminierung älterer Menschen in Gesundheitsplänen durch die Berechnung unterschiedlicher Werte aufgrund des Alters untersagt (LOUVISON, ROSA, 2012).

In diesem Zusammenhang stellt Camarano, Pasinato (2012, S. 269) fest, dass:
> Die wichtigsten Leitlinien der PNI bestehen darin: Förderung und Umsetzung alternativer Formen der Zusammenarbeit zwischen den Generationen; Zusammenarbeit mit den Organisationen der Zivilgesellschaft, die die Interessen älterer Menschen vertreten, im Hinblick auf die Formulierung, Umsetzung und Bewertung von Politiken, Plänen und Projekten; Vorrang der Betreuung älterer Menschen, die durch ihre eigenen Familien gefährdet sind, gegenüber der Betreuung in Heimen; Förderung der Qualifizierung und Wiederverwendung von Humanressourcen in den Bereichen Geriatrie und Gerontologie; Vorrang der Betreuung älterer Menschen bei öffentlichen und privaten Dienstleistern; Förderung der Diskussion und Entwicklung von Studien zur Frage des Alterns.

In der Nationalen Politik für ältere Menschen heißt es, dass das Hauptproblem, das ältere Menschen betreffen kann, der Verlust der Funktionsfähigkeit ist, d. h. der Verlust der körperlichen und geistigen Fähigkeiten, die für die Durchführung grundlegender und instrumenteller Aktivitäten des täglichen Lebens erforderlich sind. Es ist erwähnenswert, dass die Gesundheit älterer Menschen zu den sechs Prioritäten gehört, auf die sich die drei Regierungsebenen geeinigt haben und die im Februar 2006 durch die Verordnung / GM Nr. 399, den Pakt für Gesundheit, der als Pakt für das Leben bezeichnet wird, veröffentlicht wurden. Förderung von Maßnahmen zur Umsetzung von

Leitlinien für die Neuformulierung der nationalen Politik für die Gesundheitsversorgung älterer Menschen (OHARA ; CONCONE, 2014). Die folgenden Leitlinien wurden festgelegt:

- Förderung des aktiven und gesunden Alterns;
- Umfassende, integrierte Pflege für die Gesundheit älterer Menschen;
- Förderung von sektorübergreifenden Maßnahmen, die auf eine umfassende Versorgung abzielen;
- Bereitstellung von Mitteln zur Gewährleistung einer hochwertigen Gesundheitsversorgung für ältere Menschen;
- Förderung der Beteiligung und Stärkung der sozialen Kontrolle;
- Aus- und Weiterbildung für Angehörige der Gesundheitsberufe;
- Verbreitung und Information von Informationen für Angehörige der Gesundheitsberufe, Manager und SUS-Nutzer;
- Förderung der nationalen und internationalen Zusammenarbeit von Erfahrungen in der Gesundheitsversorgung älterer Menschen;
- Unterstützung bei der Entwicklung von Studien und Forschungsarbeiten.

Was die Gesundheit älterer Menschen betrifft, so wurde 1999 die Verordnung GM/MS Nr. 1.395/1999 veröffentlicht, mit der die nationale Politik für die Gesundheit älterer Menschen festgelegt wurde.

In diesem Zusammenhang stellt (Louvison, Rosa, 2012, S.165) fest, dass:

> In dieser Politik werden die Grundsätze der Nationalen Politik für ältere Menschen im Rahmen des SUS bekräftigt, die als Hauptleitlinien die Förderung des gesunden Alterns, die Erhaltung der Autonomie und der eingeschränkten Funktionsfähigkeit sowie die Unterstützung der Entwicklung der informellen Pflege vorsieht.

Das Seniorenstatut - Gesetz Nr. 10.741 vom 1. Oktober 2003 - besagt, dass die Familie, die älteren Menschen selbst, die Gesellschaft und der Staat die Pflicht haben, den älteren Menschen die Rechte zu sichern, die ihnen die volle Ausübung ihrer Bürgerrechte ermöglichen. Es ist die Pflicht der Familie, der Gemeinschaft, der Gesellschaft und der öffentlichen Gewalt, dem alten Menschen mit absoluter Priorität die Verwirklichung des Rechts auf Leben, Gesundheit, Ernährung, Bildung, Kultur, Sport, Freizeit, Arbeit, Staatsbürgerschaft, Freiheit, Würde, Respekt und Familien- und Gemeinschaftsleben zu gewährleisten.

Im selben Jahr (1999), in dem die Nationale Politik für die Gesundheit älterer Menschen eingeführt wurde, wurden auch andere Gesundheitsmaßnahmen für ältere Menschen durchgeführt, wie z. B. Impfkampagnen gegen Grippe, um Lungenentzündungen vorzubeugen und so die Zahl der Krankenhauseinweisungen und Todesfälle durch Atemwegserkrankungen bei älteren Menschen zu verringern. Im Jahr 2006 wurde die nationale Politik für die Gesundheit älterer Menschen durch die Verordnung Nr. 2.528 aktualisiert, die die in der Verordnung von 1999 vorgeschlagenen Leitlinien aktualisiert. Es wurde das "Nationale Netzwerk für den Schutz und die Verteidigung der Rechte älterer Menschen" (RENADI) eingerichtet, das in acht Aktionsachsen für die ältere Bevölkerung unterteilt ist:

a) Maßnahmen zur Durchsetzung von Rechten;
b) Soziale Sicherheit;
c) Gesundheit;
d) Gewalt und Misshandlung;
e) Sozialhilfe;
f) Öffentliche Mittel und Budget für die Verwirklichung der Rechte;
g) Bildung, Kultur, Sport und Freizeit; und
h) Demokratische Kontrolle; (LOUVISON, ROSA, 2012).

Laut Ohara und Concone (2014) gibt es im technischen Bereich der Gesundheit älterer Menschen strategische Maßnahmen, die auf der Grundlage der Leitlinien der nationalen Politik für die Gesundheit älterer Menschen und der im Pakt für das Leben 2006 vorgeschlagenen Ziele entwickelt wurden, um aktives und gesundes Altern zu fördern, und zwar folgende: Broschüre zur Gesundheit älterer Menschen; Broschüre zur Grundversorgung - Altern und Gesundheit älterer Menschen; Kurs zur Verbesserung des Alterns und der Gesundheit älterer Menschen; Kurs zum Management des Alterns; Staatliche Workshops zur Prävention von Osteoporose, Stürzen und Frakturen bei älteren Menschen.

Eine weitere wichtige Tatsache war 2006 die Verabschiedung des SUS-Gesundheitspakts (Verordnung GM/MS 399), der sich auf die drei Regierungsbereiche im SUS konzentriert und andere Prioritäten wie die Stärkung der Primärversorgung und der Gesundheit älterer Menschen übernimmt. Da die Leitlinien der Nationalen Politik für die Gesundheit älterer Menschen nach ihrer Aktualisierung das Prinzip der Ganzheitlichkeit zu betonen begannen, wurde als Schnittstelle für ältere Menschen im Gesundheitssystem die Basisgesundheitseinheit (BHU) eingerichtet. Auf diese Weise hat das Gesundheitsministerium zwei Aktionen ins Leben gerufen, die darauf abzielen, in die Ausbildung von Fachkräften der AB zu investieren. Aus diesem Grund wurde das Gesundheitsheft für ältere Menschen erstellt, das als Verwaltungsinstrument zur Erfassung und Kenntnis der älteren Bevölkerung und ihrer Bedürfnisse dient. Laut PNSPI wurde die Broschüre entwickelt, um in der Anfangsphase des Prozesses der individuellen und kollektiven Funktionsbewertung verwendet zu werden und die Identifizierung in der Pyramide der funktionellen Risiken zu erleichtern. In Verbindung mit der Einführung der Broschüre über die Gesundheit älterer Menschen erstellte das Gesundheitsministerium die Broschüre über die Grundversorgung im Alter und die Gesundheit älterer Menschen und wünschte sich auf diese Weise, dass die Angehörigen der Gesundheitsberufe die Gesundheitsbedürfnisse älterer Menschen mit theoretischem und methodischem Wissen entschlossener erfüllen (LOUVISON, ROSA, 2012).

2.4 Biopsychosoziale Transformationen des Alterns

"Aktives Altern ist ein Prozess der Optimierung der Möglichkeiten für Gesundheit, Teilhabe und Sicherheit mit dem Ziel der Verbesserung der Lebensqualität im Alter" (GONTIJO, 2005, S. 13). Das Wohlbefinden eines Menschen umfasst biologische, psychologische und soziale Aspekte. Die Krankheit kann sich direkt auf das biopsychosoziale Wohlbefinden auswirken, was von der Anpassungsfähigkeit des Einzelnen abhängt, einschließlich umweltbedingter und persönlicher Faktoren (MORAES, 2012).

Für Gebrechlichkeit gibt es keine einheitliche Definition. Es handelt sich um ein multidimensionales Syndrom, das eine komplexe Interaktion biologischer, psychologischer und sozialer Faktoren im individuellen Lebensverlauf beinhaltet und in einem Zustand erhöhter Verletzlichkeit gipfelt, der mit einem höheren Risiko für negative klinische Ergebnisse wie Funktionsverlust, Stürze, Krankenhausaufenthalt, Heimeinweisung und Tod verbunden ist (BRASIL, 2007, apud LOUVISON, ROSA, 2012).

"Die multidimensionale Bewertung älterer Menschen ist ein diagnostisches Verfahren zur Beurteilung der Gesundheit älterer Menschen. Nach der Internationalen Klassifikation der Funktionsfähigkeit (ICF) sind die Komponenten der Gesundheit Funktionsfähigkeit und Behinderung". (MORAES, 2012, S.23)

Nach Angaben des Gesundheitsministeriums in seinem Technischen Handbuch über die Gesundheit älterer Menschen sind die Symptome der Gebrechlichkeit: Gewichtsverlust, Müdigkeit, verminderte Kraft, verminderte körperliche Aktivität und vermindertes Gehen. Diese Symptome werden in der Regel von folgenden Anzeichen begleitet: Sarkopenie, Steopenie, Veränderungen des Gleichgewichts und des Gangs, funktionelle Einschränkungen, körperliche Dekonditionierung und Mangelernährung (LOUVISON, ROSA, 2012).

In diesem Zusammenhang wird hervorgehoben, dass: Funktionieren ist ein Begriff, der alle Körperfunktionen, Aktivitäten und die soziale Teilhabe umfasst; in ähnlicher Weise ist Behinderung ein Begriff, der Beeinträchtigungen, Einschränkungen von Aktivitäten oder Einschränkungen der sozialen Teilhabe umfasst. Körperfunktionen sind die Funktionen physiologischer Systeme und stellen die Perspektive des Funktionierens des Körpers dar. Der Verlust dieser Funktion führt zu einem Grad der Behinderung, der als Beeinträchtigung bezeichnet wird (Körperperspektive der Behinderung) [...]. (MORAES, 2012, S.24)

Die Entwicklung des Alterns ist Teil der fünften Phase des menschlichen Lebens, die anderen Phasen sind intrauterin, Kindheit, Jugend und Erwachsensein. Obwohl diese Lebensphase für viele Menschen mit Traurigkeit und sozialer Isolation verbunden ist, stellt das Altern keine Krankheit oder Abhängigkeit dar. Das Altern wird als normales Stadium der menschlichen Existenz betrachtet, und auch wenn es sich nicht um einen pathologischen Prozess handelt, gibt es mit zunehmendem Alter viele allmähliche Veränderungen, die gewisse Einschränkungen im täglichen Leben verursachen (VONO, 2011).

In diesem Zusammenhang stellt Gontijo (2005, S.22) fest, dass:

> Eine gesunde Lebensweise und eine aktive Beteiligung an der Pflege der eigenen Gesundheit sind in allen Lebensabschnitten wichtig. Einer der Mythen des Alterns besagt, dass es zu spät ist, diese Lebensweise in späteren Lebensjahren zu übernehmen. Im Gegenteil: Es ist bekannt, dass körperliche Aktivität, eine gesunde Ernährung, der Verzicht auf Rauchen und Alkohol sowie die Einnahme von Medikamenten Krankheiten und Funktionseinbußen vorbeugen und die Lebenserwartung und Lebensqualität erhöhen.

Altern ist ein normaler Prozess, der mit verschiedenen strukturellen und funktionellen Veränderungen der wichtigsten physiologischen Systeme einhergeht (Nerven-, Herz-Kreislauf-, Atmungs-, Verdauungs-, Urogenital- und Bewegungsapparat usw.). Als solche können einige normale Veränderungen angesehen werden, die beim Altern verstärkt auftreten: Sarkopenie (Verlust von Masse und Kraft der Skelettmuskulatur), Osteopenie (Verringerung der Knochenmasse), Verringerung des Wassergehalts im Körper, Verringerung der aeroben Kapazität usw. Dieser physiologische Prozess, der als Behinderung charakterisiert wird, die zu einer Beeinträchtigung des Lebens der älteren Person führt, bewirkt vor allem keine Einschränkung der sozialen Teilhabe der Person im Alter von 3[a] . Es wird festgestellt, dass die Person während des Alterns eine globale Verlangsamung bei der Ausführung von Aufgaben des täglichen Lebens, wie die Einschränkung von Aktivitäten, aufweist. Dieser physiologische Funktionsrückgang wirkt sich nur auf die Funktionen aus, die für das Wohlergehen der Homöostase des Körpers im Alter nicht wesentlich sind, insbesondere beim erwachsenen Individuum, da alle diese Funktionen für das Funktionieren und die Aufrechterhaltung der Reproduktion der menschlichen Spezies wesentlich sind (MORAES, 2012).

Aktives Altern bezieht sich sowohl auf Einzelpersonen als auch auf Bevölkerungsgruppen. Es ermöglicht den Menschen während ihres gesamten Lebens, ihr Potenzial für körperliches, soziales und geistiges Wohlbefinden zu nutzen, indem sie entsprechend ihren Fähigkeiten, Bedürfnissen und Wünschen an der Gesellschaft teilhaben. Menschen, die das Alter von 3[a] erreichen und sich zur Ruhe setzen, eine Krankheit haben oder mit besonderen Bedürfnissen leben, können weiterhin einen aktiven Beitrag zu ihren Familien, ihren Partnern, ihrer Gemeinschaft und ihrem Land leisten (GONTIJO, 2005).

Da das Altern ein komplexer Prozess ist, gibt es mehrere Faktoren, die diese Lebensphase beeinflussen, wie z. B.: genetische Vererbung, Rasse, Geschlecht, Umweltbedingungen und Umstände, die den Lebensstil betreffen. Daher ist dieser Vorgang, der sich im Laufe des Lebens vollzieht, mit unserer physischen, physiologischen, psychologischen, emotionalen und sozialen

Struktur verknüpft. So altern auch die Zellen, aus denen der menschliche Organismus besteht, und einige von ihnen werden erneuert, andere nehmen an Zahl ab und wieder andere werden nicht erneuert, wie zum Beispiel unsere Nervenzellen. Und dieser Mensch, der einmal jung war, kann nun im Alter von 60 oder mehr Jahren aufgrund der Verringerung seines körperlichen Potenzials nicht mehr die Aufgaben erfüllen, die er früher mit Geschicklichkeit ausgeführt hat (VONO, 2011).

Der Weltgesundheitsorganisation zufolge bezieht sich der Begriff "Gesundheit" auf das körperliche, geistige und soziale Wohlbefinden. Aus diesem Grund sind sowohl Maßnahmen und Programme zur Verbesserung der körperlichen Gesundheit als auch solche zur Förderung der geistigen Gesundheit und der sozialen Beziehungen von wesentlicher Bedeutung für die Förderung des aktiven Alterns. Mit dem Eintritt ins hohe Alter werden chronische, nicht übertragbare Krankheiten (NCDs), auch in Entwicklungsländern, zu den führenden Ursachen für Morbidität, Behinderung und Mortalität in allen Regionen der Welt. Dabei werden die NCDs, häufige Krankheiten im Alter 3^a, für den Einzelnen, die Familien und den Staat teuer. (GONTIJO, 2005)

In diesem Zusammenhang wird hervorgehoben, dass:

> Der ältere Mensch ist nicht einfach nur Träger einer Krankheit, im Alterungsprozess sind Krankheiten und verminderte körperliche oder geistige Leistungsfähigkeit miteinander verbunden. Chronische Krankheiten, insbesondere solche, die mit Funktionseinschränkungen und Schmerzen einhergehen, treten häufiger auf als akute Krankheiten, was dazu führt, dass ältere Menschen im Vergleich zu Erwachsenen mehr Zeit und Geld für Arztbesuche aufwenden müssen. Auch die Inzidenz einiger Krebsarten und Herzkrankheiten nimmt in diesem Zeitraum deutlich zu (VONO, 2011, S.14).

2.5 Pflegeberatung

Nach Lima et. al. (2012, S. 3):

> Die Pflegeberatung ist eine wirksame Strategie zur Früherkennung von Gesundheitsabweichungen und zur Überwachung der eingeleiteten Maßnahmen, die auf das Wohlbefinden der Menschen abzielen. Sie unterstützt die Arbeit der Pflegekraft bei der Patientenversorgung und erleichtert die Identifizierung von Problemen und die zu treffenden Entscheidungen. Daher sollte sie sich an der Systematisierung der Pflege (SAE) orientieren, einer wissenschaftlichen Methode mit spezifischer Anwendung, damit die Pflege angemessen, individuell und wirksam ist.

Es liegt in der Zuständigkeit der Pflegefachkräfte, die Pflegeberatung in der Primärversorgung durchzuführen. Bei der Gesundheitsfürsorge für ältere Menschen besteht ihre Aufgabe also darin, die Gesundheit zu fördern, zu verhindern und wiederherzustellen. Diese Pflege sollte auf multidimensionale Weise erfolgen, d. h. alle Besonderheiten ihres Lebens abdecken (OLIVEIRA et al., 2014).

In diesem Zusammenhang wird hervorgehoben, dass:

> Was die Pflege in der primären Gesundheitsversorgung betrifft, so sticht die Pflegeberatung

hervor. Es handelt sich dabei um eine notwendige Art der Pflege, die in den Kontext der Primärversorgung eingebettet ist und eine systematische und kontinuierliche Überwachung des Nutzers ermöglicht und die Verbindung mit der Gemeinschaft sowie die multiprofessionelle Arbeit mit dem Kunden und der Familie fördert (SILVA et al., S.155).

Für Brasilien (2010), zitiert von Oliveira et al. (2014), ist es die Kompetenz der Krankenschwester, die folgenden Handlungen, die auf die Gesundheit der älteren Menschen gerichtet sind:

- Umfassende Pflege von älteren Menschen;
- Erforderlichenfalls häusliche Pflege durchführen;
- Durchführung der Pflegeberatung, einschließlich der schnellen multidimensionalen Beurteilung und der ergänzenden Instrumente, falls erforderlich, Anforderung von ergänzenden Untersuchungen und Verschreibung von Medikamenten gemäß dem Protokoll oder anderen technischen Vorschriften, die von der Gemeindeleitung festgelegt wurden, unter Beachtung der gesetzlichen Bestimmungen des Berufs;
- Beaufsichtigung und Koordinierung der Arbeit der CHWs und des Pflegeteams;
- Durchführung von ständigen und interdisziplinären Fortbildungsmaßnahmen mit den anderen Fachleuten des Teams;
- Anleitung der älteren Person, der Angehörigen oder des Pflegepersonals bei der korrekten Anwendung von Medikamenten.

"Das 1994 ins Leben gerufene Familiengesundheitsprogramm (PSF) hat unter anderem die Neuausrichtung des Betreuungsmodells zum Ziel, das Maßnahmen zur Förderung, Prävention, Frühdiagnose, Behandlung und Rehabilitation vorsieht. (SAITO, S. 93).

In diesem Zusammenhang wird hervorgehoben, dass:

> Das Unterscheidungsmerkmal der Familiengesundheitsstrategie ist die Teamarbeit, die es ermöglicht, die Ressourcen zu verbessern und Maßnahmen mit unterschiedlichen Ansätzen für die verschiedenen lokalen und regionalen Kontexte, in denen die Strategie angewandt wird, zu ermöglichen. Jedes Kernteam für Familiengesundheit besteht aus Einem Allgemeinmediziner; einer Krankenschwester; ein bis zwei Pflegehelfern; vier bis sechs Community Health Agents (SAITO, 2006, S. 94).

In der Grundversorgung gehört die Pflegeberatung zu den Kompetenzen der Krankenschwestern und -pfleger, die auf multidimensionale Weise durchgeführt werden sollte und mehrere Dimensionen des Lebens älterer Menschen abdeckt. Gegenwärtig werden in Brasilien im Bereich der Geriatrie und Gerontologie die geriatrischen Syndrome in vier "Is" plus ein fünftes "I", die so genannten Giganten der Geriatrie, eingeteilt, nämlich: Intellekt (Demenz, Depression und "Delirium"), Instabilität und Stürze, Unbeweglichkeit, Inkontinenz und Iatrogenie. Da diese geriatrischen Syndrome bei älteren Menschen weit verbreitet sind, wird die frühzeitige Erkennung der "I's" in der Pflegeberatung dazu beitragen, die klinische Beurteilung älterer Menschen zu systematisieren, da sie einen großen Einfluss auf die Qualität des aktiven und gesunden Alterns haben

(OLIVEIRA et al.,2014).

In dem Wissen, dass die atypischen Symptome, die ältere Menschen bei der Inanspruchnahme von Gesundheitsdiensten zeigen, nicht immer mit ihren Bedürfnissen übereinstimmen, ist es wichtig, dass die Versorgung älterer Menschen in der Primärversorgung angesiedelt ist, die auf das Gebiet ausgerichtet ist, mit offenem Zugang zu Netzwerkdiensten auf verschiedenen Ebenen der Komplexität, Facharztkonsultationen, Untersuchungen und Krankenhausaufenthalten. In Anbetracht der Tatsache, dass das Pflegemanagement von grundlegender Bedeutung ist, ist es notwendig, dass dieses Pflegenetz organisiert ist und auf der Verfügbarkeit der lokalen Ressourcen jeder Basisgesundheitseinheit basiert. In dem, vor allem die Pflege für ältere Menschen, ist eine Priorität des Entscheidungsprozesses in der Organisation der Gesundheitsdienste, die Anpassung der Routinen und Zeitpläne für diese Altersgruppe, betont, dass, wie die primäre Versorgung ist das wichtigste Tor für alle Nutzer von SUS, diese Klientel von Menschen sollte eine qualitativ hochwertige Versorgung, in denen Gesundheitsteams, vor allem Pflege, sollte die sorgfältige Zuhören, begrüßen und Humanisierung (LOUVISON, ROSA, 2012).

Mit der Zunahme der Zahl älterer Menschen steigt auch die Gefahr des Auftretens chronischer degenerativer Erkrankungen, was zu einer Neuausrichtung der Gesundheitsversorgung für ältere Menschen führt, die darauf abzielt, präventive Maßnahmen zu fördern und die älteren Menschen selbst und ihre Familien in Bezug auf ihre Gesundheit zu beraten. Die Pflege und das gesamte multiprofessionelle Team müssen die älteren Menschen umfassend betrachten und eine individuelle Pflege unter Berücksichtigung ihrer physischen, psychischen und umweltbedingten Einschränkungen anbieten (VONO, 2014).

In diesem Zusammenhang stellt Louvison, Rosa (2012, S. 169) fest, dass:

> Von grundlegender Bedeutung ist auch die ständige Weiterbildung in Bezug auf die Besonderheiten des Krankheitsbildes älterer Menschen, die Erkennung von Risiken und Gebrechlichkeit sowie die Diagnose und Behandlung chronischer Krankheiten wie Bluthochdruck und Diabetes mellitus und der häufigsten Syndrome bei älteren Menschen: Instabilität, Immobilität, Inkontinenz, Hirnleistungsschwäche und Iatrogenese.

Im gerontologischen Kontext ist die bekannteste Pflegetheorie die Theorie der zwischenmenschlichen Beziehungen von Hildegard E. Peplau, in der der Schwerpunkt auf der zwischenmenschlichen Beziehung zwischen der Pflegefachkraft und dem Klienten liegt, mit dem Ziel, eine Antwort auf die von letzterem vorgetragenen Probleme zu finden, mit einem ganzheitlichen Blick auf die Lösung der gesundheitlichen Bedürfnisse dieser Altersgruppe. Auf diese Weise soll die Altenpflege im Gesundheitsbereich verbessert und ein Beitrag zur aktiven und unabhängigen Lebensqualität dieser Altersgruppe geleistet werden (SILVA et al., 2015).

Die Qualifikation und die Ausbildung des Gesundheitspersonals sind für die Pflege älterer

Menschen von entscheidender Bedeutung. Es ist festzustellen, dass die professionelle Krankenschwester bei der Grundversorgung älterer Menschen in der Altenpflege eine herausragende Rolle spielt. Auf diese Weise sollten sie die ältere Bevölkerung unter Berücksichtigung ihrer biopsychosozialen Gesamtheit pflegen und die Selbstpflege und Unabhängigkeit fördern. Es ist notwendig, die Theorie mit der Praxis zu verbinden und das pflegerische Handeln in der Altenpflege zu überdenken. Die Krankenschwester bzw. der Krankenpfleger, die bzw. der im Besitz ihres bzw. seines mehrdimensionalen Wissens ist, übernimmt eine Verpflichtung zur existenziellen Pflege, die die Selbstpflege, das Selbstwertgefühl, den Selbstwert und die Bürgerschaft der älteren Menschen umfasst (VONO, 2014).

"In der Pflegeberatung sollte die Fachkraft auf die Besonderheiten jeder Altersgruppe achten, sowohl in Bezug auf die Art der Pflege, als auch auf die Aspekte der nonverbalen Kommunikation, die die Grenzen und Besonderheiten jedes Wesens berücksichtigen sollte [...]" (FREITAS et al.,2014, S.929).

In diesem Zusammenhang stellt Vono (2014, S. 23) fest, dass:

> Die Betreuung älterer Menschen ist eine Art zu arbeiten, und kein Fachmann tut dies, ohne sie willkommen zu heißen. Handeln ohne Aufnahme ist nur ein mechanischer Akt. Ohne Umarmung ist die Pflege unmenschlich, und ein unmenschliches Gesundheitspersonal ist vom Arbeitsmarkt ausgeschlossen. Ältere Menschen haben eine andere Zeit als andere Menschen, und in der Rezeption brauchen sie diese andere Zeit, entweder aufgrund von Hör-, Seh- oder kognitiven Beeinträchtigungen oder weil sie einfach langsamer darin sind, Ideen zu organisieren und darzustellen.

Daher ist es wichtig, die Pflege für ältere Menschen zu planen, in denen professionelle Krankenschwestern sollten immer Recycling, versuchen, ihr Wissen zu verbessern, um qualifizierte Zuhören, damit wahrnehmen Zeichen und Symptome im Leben der älteren Person, dass die Pathologien in das Leben der älteren Menschen, und mit seinem visionären Blick, Vorschläge, die über den Körper und Krankheiten gehen vorschlagen.

KAPITEL 3

3 METHODIK

Es handelt sich um eine Feldforschung mit qualitativ-deskriptivem Ansatz, bei der Methoden eingesetzt werden, die das Warum der Dinge erklären können, indem sie sagen, was getan werden sollte, da sie nicht versucht, die Fakten zu quantifizieren, da die analysierten Daten keine Zahlen sind, so dass sie sich mit Aspekten der Realität befasst und die Dynamik der menschlichen Beziehungen erklärt (GERHARDT; SILVEIRA, 2009).

Diese Studie wurde in drei Basisgesundheitszentren von Morro do Chapéu do Piauí durchgeführt, 200 Kilometer von der Hauptstadt Teresina-PI entfernt, einer Stadt mit 19 Jahren politischer Emanzipation und einer Bevölkerung von mehr oder weniger 7.000 (siebentausend) Einwohnern. Zwei dieser SBGs befinden sich im ländlichen Raum und verfügen über Arztpraxen, Krankenpflegebüros, Zahnarztpraxen, Impfräume, Sterilisationsräume, Behandlungsräume, Hörsäle und Lagerräume. Beide sind von Montag bis Freitag in Betrieb und bieten medizinische und pflegerische Versorgung für alle Altersgruppen an. Die UBS des Stadtgebiets ist Teil des Qualitätsbewertungsprozesses, gegründet vor sechs Jahren, mit Öffnungszeiten von: 7h bis 11h/13h bis 17h, in seiner physischen Struktur präsentiert: Empfang, ärztliche, pflegerische und zahnärztliche Beratung, Betreuung von Schwangeren und Säuglingen (Schwangerschafts- und Kinderbetreuung), Familienplanung, Gesundheitserziehung, Ausgabe von Kondomen und Verhütungsmitteln, Vorsorgeuntersuchungen (Gebärmutterhalskrebs), Impfungen, Ausgabe von Basismedikamenten, Labortests, Verbände, Vernebelung, zahnärztliche Behandlung, Betreuung von Bluthochdruck- und Diabetespatienten, Kontrolle endemischer Krankheiten, Gutthrie-Test und spezielle Überweisungen, Betreuung von Kindern, Jugendlichen, Erwachsenen und älteren Menschen. Es wird festgestellt, dass beide UBS (städtisch und ländlich) keine spezielle Betreuung für ältere Menschen haben und diese Altersgruppe zusammen mit dem Hypertonieprogramm unterstützt wird.

Die Datenerhebung wurde im Zeitraum von April bis Mai 2016 mit Krankenschwestern und -pflegern durchgeführt, die in der Primärversorgung in der Gemeinde tätig sind, sowie mit älteren Menschen, die im Rahmen der Familiengesundheitsstrategie (FHS) betreut werden, unterstützt von diesen Krankenschwestern und -pflegern. As amostras compõem-se de três enfermeiros que fazem parte da ESF, um da zona urbana e dois da zona rural, incluindo 15 idosos que são atendidos no Programa Saúde da Família, sendo cinco idosos de cada UBS. Einschlusskriterien für die Auswahl der Teilnehmer waren: Personen, die zum Zeitpunkt der Datenerhebung 60 Jahre oder älter waren und sich durch Unterzeichnung des ICF zur Teilnahme bereit erklärten. Als Ausschlusskriterien galten Personen, die zum Zeitpunkt der Datenerhebung 60 Jahre oder älter waren, eine psychische

Störung aufwiesen oder sich weigerten, an der Untersuchung teilzunehmen.

Als Erhebungsinstrument diente ein halbstrukturiertes Interview-Skript mit grundlegenden Fragen zum Forschungsthema und zum Interview, das von der Forscherin selbst erstellt wurde. Während der Erhebung wurde die Versuchsperson mit dem Formular für die informierte Zustimmung (Informed Consent Form - ICF) angesprochen, das den ethischen Verfahren in der Forschung am Menschen entspricht.

So wurde die Forschung durchgeführt, nachdem sie der von Plataforma Brasil gewählten Ethik- und Forschungskommission (CEP) vorgelegt und von dieser genehmigt worden war. Alle ethischen Vorgaben der Resolution 466/12 des Nationalen Gesundheitsrates, die Leitlinien und Regulierungsstandards für die Forschung am Menschen festlegt, wurden beachtet.

Die Teilnehmer wurden über die TCLE aufgeklärt, die Vertraulichkeit und Privatsphäre, den Schutz des Bildes, die Nicht-Stigmatisierung und die Nicht-Verwendung von Informationen zum Nachteil von Personen gewährleisten und das Recht des Probanden, die Studie jederzeit zu verlassen, wenn er dies wünscht. Alle Personen der Stichprobe, die an der Studie teilnahmen, wurden über die Ziele der Studie, den Verwendungszweck der gesammelten Daten und den Beitrag der erzielten Ergebnisse aufgeklärt.

Der Teilnehmer wurde darüber aufgeklärt, dass es ein Mindestmaß an Unannehmlichkeiten und Risiken mit sich bringt, wenn er/sie sich bereit erklärt, an der Datenerhebung in Form eines Interviews teilzunehmen, und dass die für die Datenerhebung erforderliche Zeit unangenehm sein kann.

Der Teilnehmer wurde auch darüber informiert, dass er im Falle von Problemen, die während der Untersuchung festgestellt werden, zur Untersuchung an die für seinen Wohnort zuständige Basisgesundheitseinheit überwiesen wird, die die Behandlung durchführt und ihn gegebenenfalls an einen spezialisierten Dienst überweist.

Die Studie war in drei Abschnitte unterteilt: Der erste Abschnitt war die Beobachtung der Beratung älterer Menschen durch die Krankenschwestern und -pfleger über einen Zeitraum von ca. 60 Minuten, bei der die Pflege der älteren Menschen beobachtet wurde und Probleme identifiziert wurden, die diese Pflege verhindern oder erschweren. Das zweite Moment bestand aus dem Kontakt mit den drei Krankenschwestern, der an ihren jeweiligen Arbeitsplätzen stattfand, wobei nach der Beobachtung der Beratung ein Interview mit diesen Fachleuten geführt wurde. Im dritten und letzten Schritt wurden geschlossene Fragebögen mit den älteren Menschen, fünf von jeder UBS, ausgefüllt. Diese Senioren wurden während des Wartens auf die Pflege, in einem reservierten Raum und zu individuellen Zeiten angesprochen.

Die Interviews wurden aufgezeichnet und später von der Forscherin transkribiert. Die gesammelten Daten wurden in Excel und Word organisiert. Nach der Erfassung aller Daten begann die Analyse, die die Erstellung von Tabellen und Diagrammen für eine angemessene Analyse und Interpretation der Ergebnisse ermöglichte. Diese Informationen wurden mit Hilfe der deskriptiven Statistik verarbeitet und analysiert. Die Datenanalyse erfolgte von Mai bis Juni.

KAPITEL 4

4 ERGEBNISSE UND DISKUSSION

4.1 Sozioökonomisches Profil und Lebensqualität der an der Untersuchung teilnehmenden älteren Menschen

Die Befragten aus städtischen und ländlichen Gebieten waren über 60 Jahre alt und galten als ältere Menschen, von diesem Alter an waren ältere Menschen bis zu 80 Jahre alt, die sich bereit erklärten, an der Studie teilzunehmen. Abbildung 3 zeigt den prozentualen Anteil der älteren Menschen im Alter von 60-70 und 71-80 Jahren. In der Altersgruppe der 71- bis 80-Jährigen ist der Anteil der älteren Menschen höher.

Das Altern ist ein natürlicher und physiologischer Prozess des menschlichen Körpers, bei dem es zu einer fortschreitenden Abnahme der Funktionsreserven kommt. Mit dem Verlust dieser Funktionssysteme wird jedoch die Überlastung durch Krankheiten, Unfälle und emotionalen Stress zu einer Folge des Alterns (BRASIL, 2006).

Gesundes, aktives, robustes und erfolgreiches Altern ist ein Prozess, an dem zahlreiche soziale und umweltbedingte Faktoren, Determinanten und Modifikatoren der Gesundheit beteiligt sind. Außerdem ist die Organisation zur Erreichung von Zielen ein Grundsatz, der über die Objektivität der körperlichen Gesundheit hinausgeht (TEIXEIRA; NERI, 2008).

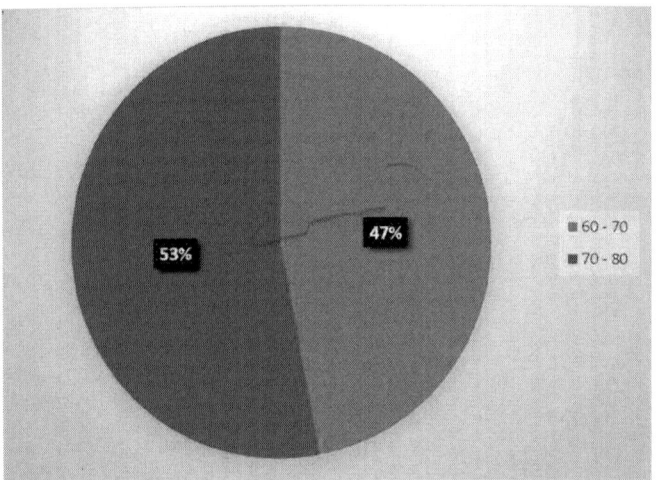

Abbildung 3 - Prozentsatz im Verhältnis zum Alter der älteren Menschen
Quelle: Erhebungsdaten, 2016.

Ältere Menschen sind in der Regel das Publikum, das am häufigsten in den Basisgesundheitszentren anzutreffen ist, da sie häufig konsultiert werden müssen, weil sie sich häufig unwohl fühlen und zusätzlich zu ihren chronischen Krankheiten Routineuntersuchungen durchführen müssen, um die Häufigkeit zu beurteilen.

In den meisten Studien wird betont, dass die weibliche Bevölkerung häufiger nach Gesundheit sucht, da sie sich mehr um ihren körperlichen Zustand kümmert und ein gesundes Leben führen möchte. Die männliche Bevölkerung hingegen war schon immer ein Problem für die Angehörigen der Gesundheitsberufe, da es notwendig ist, nach diesen Patienten zu suchen, da sie nicht die Notwendigkeit einer täglichen Konsultation sehen, und außerdem wollen sie der Gesellschaft nicht als verletzliche Menschen erscheinen.

Abbildung 4 zeigt hingegen das Gegenteil der meisten dieser Erhebungen in Bezug auf die Suche nach Gesundheit im Zusammenhang mit dem Geschlecht, wobei ein Unterschied besteht, der eine größere Nachfrage bei den Männern zeigt, was immer noch unterstreicht, dass die älteren Männer in diesem Zeitraum mehr um die Gesundheit in Bezug auf die weibliche Scham besorgt waren.

Einigen Autoren zufolge ist ein Faktor, der mit der Abwesenheit des männlichen Publikums in den Gesundheitseinrichtungen zusammenhängt, das Fehlen einer auf sie ausgerichteten Struktur, das Fehlen von männlichen Räumen, die Aufmerksamkeit erregen (KNAUTH; COUTO; FIGUEIREDO, 2012).

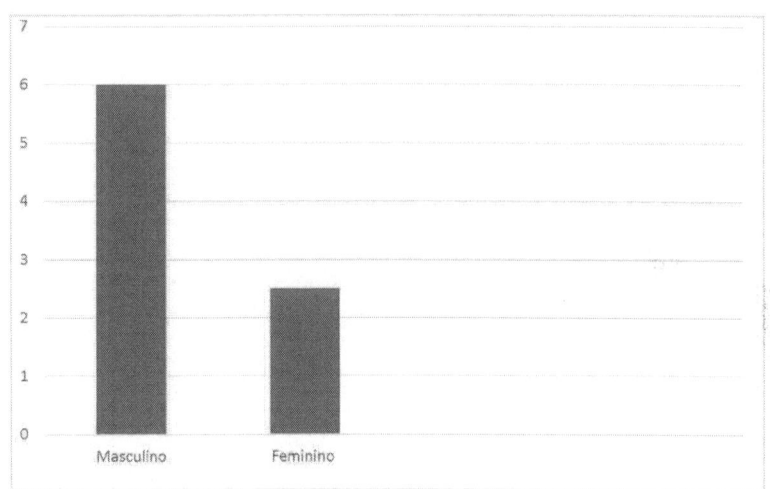

Abbildung 4- Anzahl der befragten älteren Menschen nach Geschlecht
Quelle: Erhebungsdaten, 2016.

Die Männlichkeit war schon immer von dem Machismo geprägt, dass sie sich für unantastbar hält, weshalb sie es nicht für nötig hielt, eine Gesundheitsversorgung in Anspruch zu nehmen. Aber die Umfragedaten zeigen, dass diese Sorge heute offensichtlich ist, und sie ist in der Altersgruppe der älteren Menschen sehr deutlich

Während der Untersuchung sahen diese Männer die Notwendigkeit, sich beraten zu lassen und professionelle Hilfe in Anspruch zu nehmen.

Die Pflege älterer Menschen bietet verschiedene Dienstleistungen an, die die Möglichkeiten und den Zugang zur Aufnahme in angemessener Weise kennzeichnen, wobei die Einschränkungen, die das Alter älteren Menschen auferlegt, berücksichtigt werden. Die Mitarbeiter der Gesundheitseinrichtungen sollten über Kenntnisse und Fähigkeiten verfügen, um spezifische Programme für die Arbeit mit dieser Bevölkerungsgruppe zu entwickeln (PICCINI; et al., 2006).

Abbildung 5 verdeutlicht, dass die meisten älteren Menschen mindestens einmal im Monat einen Arzt aufsuchen, um den Blutdruck zu messen, den Blutzucker zu messen und mit dem medizinischen Personal zu sprechen. Die Minderheit gab an, dass ein Arztbesuch alle sechs Monate notwendig sei, weil sie nicht genügend Symptome verspürten, die sie dazu veranlassten, jeden Monat den Gesundheitsdienst aufzusuchen.

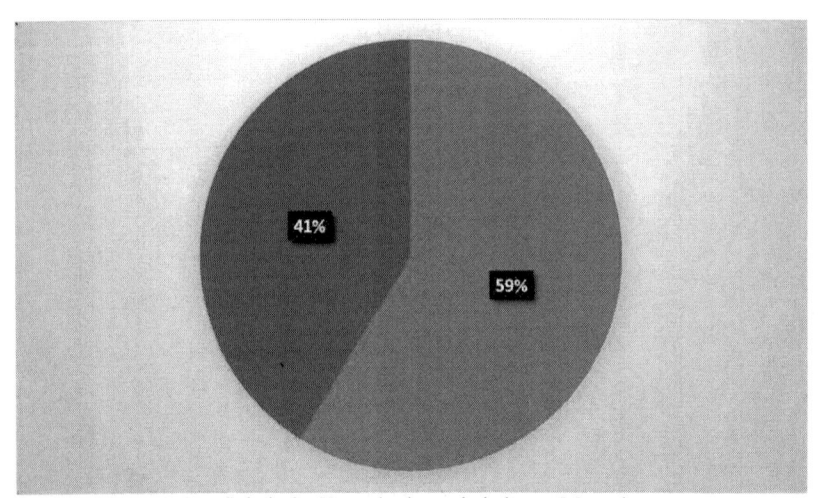

Abbildung 5- Die Häufigkeit der Konsultationen bei älteren Menschen
Quelle: Erhebungsdaten, 2016.

Bei den älteren Menschen sind die wichtigsten chronischen Krankheiten heute Bluthochdruck und Diabetes, die beide eine tägliche Betreuung und eine größere Häufigkeit von Konsultationen erfordern, um herauszufinden, wie sich diese älteren Menschen angesichts dieser

Pathologien verhalten.

Brasilien (2013a) spricht über eine epidemiologische, wirtschaftliche und soziale Analyse der wachsenden Zahl von Menschen, die mit Diabetes leben, und zeigt, dass es notwendig ist, gesundheitspolitische Maßnahmen zu ergreifen, um die Schwierigkeiten dieser Menschen und ihrer Familien zu minimieren und die Lebensqualität dieser Menschen zu verbessern.

Das Hiperdia-Programm ist ein Weg, um ältere Menschen für Konsultationen, weil die älteren Menschen, die in diese Kategorie fallen, leben sowohl als Bluthochdruck und Diabetes, diese vor den anderen müssen gründliche Bewertungen zu nennen. Denn jedes Detail von den älteren Menschen gesprochen kann ein Tor zu einer Intervention oder Pflege, die ihr tägliches Leben genommen werden sollte sein.

Fachleute der Primärversorgung haben eine große Bedeutung inmitten dieser Krankheiten, da sie Primärprävention, Diagnose, Überwachung und Kontrollstrategien haben sollten. Bei Bluthochdruck sollten diese Fachkräfte immer einen grundlegenden Fokus auf die personenzentrierte Praxis haben und folglich die Nutzer und Betreuer auf individueller und kollektiver Ebene in die Definition und Umsetzung von Kontrollstrategien einbeziehen (BRASIL, 2013b).

Abbildung 6 zeigt, dass von den befragten älteren Menschen die meisten nur an Bluthochdruck litten, was darauf schließen lässt, dass es sich hierbei um eine stille chronische Krankheit handelt, die im Leben älterer Menschen stärker präsent ist und bei der neben einer gesunden Ernährung auch eine Anleitung zur täglichen Einnahme von Medikamenten erforderlich ist.

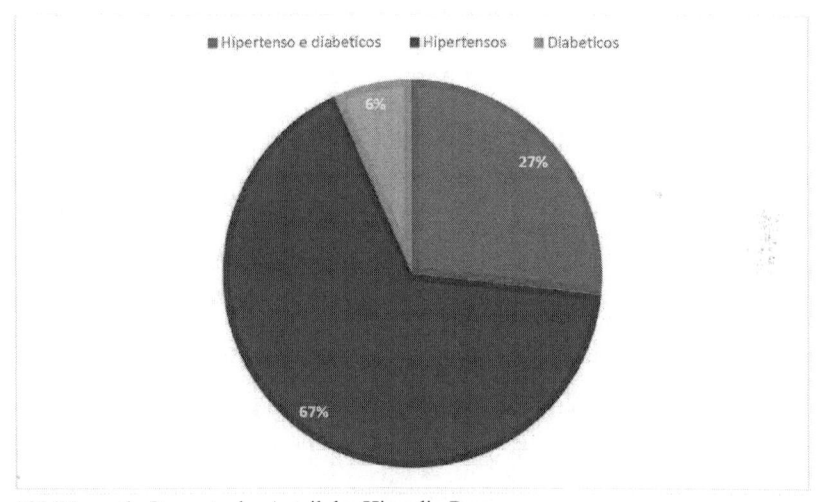

Abbildung 6 - Prozentualer Anteil des Hiperdia-Programms

Quelle: Erhebungsdaten, 2016.

In Bezug auf die Behandlung dieser chronischen Krankheiten gaben die älteren Menschen an, dass Ruhe, die Einnahme von Medikamenten und die Ernährung von grundlegender Bedeutung für die Erhaltung der Gesundheit und ein gutes Leben in ihrer Umgebung sind. Aus Abbildung 7 geht hervor, dass von den 15 Befragten 11 angaben, dass sie es vorziehen, von einem Arzt konsultiert zu werden, da ihre Verfügbarkeit schwieriger ist und sie sich immer auf die Pflege verlassen haben. Sie gaben an, dass die Beratung zufriedenstellend war (Abbildung 8), und zeigten sich besorgt, wenn es darum ging, Zweifel mit den Fachleuten zu klären.

Es ist jedoch von großer Bedeutung, dass die älteren Menschen als die gesamte Bevölkerung über eine Gesundheitsversorgung vor allen Fachleuten orientiert ist, weil jeder sieht den Patienten innerhalb ihrer Spezialität, in der Lage zu sehen, Probleme oder Lösungen, die andere Fachleute nicht sehen würde, zusätzlich zu, dass die multidisziplinäre ist ein Projekt, das innerhalb der Gesundheits-Einheiten der Familie Gesundheit Strategie sowie Krankenhaus, gerade in der Verfolgung einer ganzheitlichen Blick auf diese Patienten, die beide brauchen kontinuierliche Gesundheit umgesetzt wird.

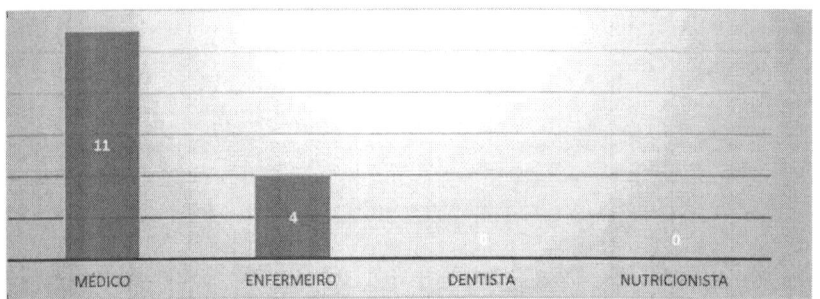

Abbildung 7 - Die Vorliebe älterer Menschen für Angehörige der Gesundheitsberufe.
Quelle: Erhebungsdaten, 2016.

Die UBS, die für die Primärversorgung zuständig sind, die das Tor zu den Nutzern des Gesundheitsdienstes darstellt, verfügen über ein multidisziplinäres Team, das sich aus einem Arzt, einer Krankenschwester, einem Krankenpflegetechniker und kommunalen Gesundheitshelfern zusammensetzt, so dass die Herausforderung der Teamarbeit besteht. Zusätzlich zu ihren Routinetätigkeiten sind die Krankenschwestern und Krankenpfleger die Leiter dieses Teams (SANTOS; et al., 2008).

In diesem Forschungsgebiet müssen die Fachleute, die das Team leiten, in der Lage sein, sowohl mit der Gesellschaft als auch mit den Teammitgliedern zusammenzuarbeiten, um eine umfassende Unterstützung zu bieten.

Tabelle 1 unterstreicht, dass während des Interviews, als die älteren Menschen über die Verwendung der Broschüre der älteren Menschen und über die Grippeimpfung (Grippe) gefragt wurden, nur 5 ältere Menschen sagten, dass sie die Broschüre der älteren Menschen haben, Material, das von großem Wert für die Notizen der älteren Menschen ist, abgesehen davon, dass es ein Material reich an Informationen. Von allen Befragten gab nur ein älterer Mensch an, sich nicht impfen zu lassen, weil er die Impfung nicht als wichtig für sein Wohlbefinden ansieht.

Tabelle 1 - Umfrage zur Impfung und Nutzung der Broschüre.

ÄLTERE																GESAMT	
	1	2	3	4	5	6	7	8	9	10	11	12	13	14	15	YES	NO
VACCINE	Ja	Ja	Ja	Ja	Ja	Ja	Ja	Ja	Ja	Ja	Ja	Ja	Ja	Ja	Nein	14	1
BUCH	Nein	Nein	Nein	Nein	Ja	Ja	Nein	Nein	Nein	Nein	Nein	Ja	Ja	Ja	Nein	5	10

Quelle: Erhebungsdaten, 2016.

Das Gesundheitsministerium ist besorgt, weil die geforderte Durchimpfung noch nicht erreicht wurde. Von den 15 befragten älteren Menschen war nur einer nicht geimpft, was zeigt, dass es immer noch einen Widerstand gibt, denn das Ziel der Impfung ist eine 100%ige Durchimpfung.

Laut Francisco; Barros; Cordeiro (2011) bringt die Grippeimpfung Vorteile mit sich, die in mehreren Studien nachgewiesen wurden, doch angesichts der vielen Empfehlungen ist die Adhärenz nicht zufriedenstellend.

Das Notizbuch für ältere Menschen ist ein wertvolles Instrument, das bei der Identifizierung älterer Menschen hilft. Für das Gesundheitspersonal hilft es bei der Planung und Organisation von Maßnahmen und einer besseren Überwachung dieser Bevölkerungsgruppe (BRASIL, 2006).

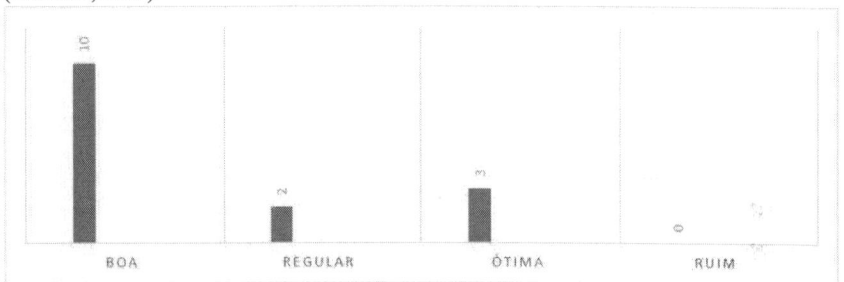

Abbildung 8 - Bewertung der Konsultationen durch die älteren Menschen.
Quelle: Erhebungsdaten, 2016.

Abbildung 8 zeigt die Bewertung der älteren Menschen über die Beratung, sie gaben ihre Meinung über die ihnen angebotene Unterstützung ab, indem sie sagten, ob die Beratung gut, schlecht, regelmäßig oder großartig war, wobei die meisten angaben, dass die ihnen angebotene

Beratung gut war, zwei berichteten, dass sie regelmäßig war, und drei betonten die totale Zufriedenheit über die Beratungen und fühlten sich vollkommen zufrieden.

Die Konsultationen sind wichtig für eine umfassende Behandlung, die von den Fachkräften übernommen werden muss, um eine größere Entschlossenheit der Gesundheitsmaßnahmen als Reaktion auf die zu lösenden Probleme zu erreichen. Während der Konsultation besteht die Möglichkeit, die Wünsche des Einzelnen und die Probleme, die er in der Gemeinschaft hat, zu identifizieren (SANTOS; et al., 2008).

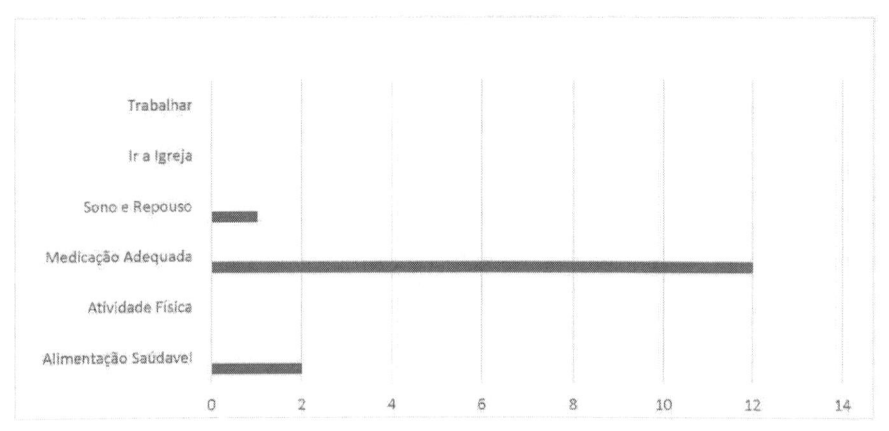

Abbildung 9 - Praktiken zur Förderung des aktiven und gesunden Alterns.
Quelle: Erhebungsdaten, 2016.

Außerhalb des Gesundheitswesens ist eine tägliche Vorbeugung unerlässlich, damit chronische Krankheiten nicht zu Komplikationen führen. Wenn die älteren Menschen gefragt werden, welche Praktiken zur Förderung eines aktiven und gesunden Alterns, d. h. eines zufriedenstellenden Lebens mit Vorbeugung, angewandt werden, zeigt Abbildung 9, dass von den 15 Befragten 12 die Bedeutung der täglichen Einnahme von Medikamenten betonten, zwei die gesunde Ernährung und einer Schlaf und Ruhe als wichtigsten Punkt nannten. Zu den Alternativen gehörten Arbeit, Kirchgang und körperliche Betätigung. Alle diese Aktivitäten sind für ein aktives Leben der älteren Bevölkerung von großer Bedeutung, von der körperlichen Betätigung im Rahmen ihrer Möglichkeiten bis hin zum Kirchgang oder einer anderen Umgebung, die Frieden und Trost mit anderen Menschen bringt.

4.2 Die Sicht der Krankenschwestern auf die Altenpflege in der Primärversorgung

Während ihrer akademischen Ausbildung sollten die Krankenschwestern und Krankenpfleger darauf vorbereitet werden, mit Menschen vom Neugeborenen bis zum älteren Menschen zu arbeiten. Die Vorbereitung auf diese Pflege sollte daher intensiv und voller theoretischer und praktischer Studien sein, damit die Entwicklung von Verfahren mit dem Patienten korrekt und effektiv durchgeführt werden kann.

Die Betreuung älterer Menschen in der Primärversorgung ist von größter Bedeutung, da die älteren Menschen dort Antworten auf zahlreiche Fragen suchen, daher ist es wichtig zu wissen, wie die Krankenschwestern diese Betreuung sehen.

4.2.1 Zur Ausbildung und Qualifikation in der Altenpflege

Tabelle 2 - Persönliche und berufliche Daten der Befragten

FIKTIVER NAME	SEX	AGE	WIE LANGE SIE BEREITS EIN STUDIUM ABSOLVIERT HABEN	KURS ODER DIE AUSBILDUNG ZUM GESUNDHEIT DER ÄLTEREN MENSCHEN	ZEITPUNKT SERVICE IN GRUNDPFLEGE	UBS, DIE ARBEITEN
Befragte/r 1	F	56	28	Nein	19	Urban
Befragte/r 2	F	36	12	Nein	10	Ländliches Gebiet
Befragte/r 3	F	26	4	Ja	2 Jahre und 8 Monate	Ländliches Gebiet

Quelle: Erhebungsdaten, 2016.

Die berufliche Qualifikation muss von allen Fachleuten angestrebt werden, unabhängig von dem Bereich, in dem sie arbeiten wollen. Im Gesundheitsbereich muss diese Suche jedoch konstant sein, da Forschung und Studien täglich neue Entwicklungen in der Gesundheitsversorgung hervorheben.

Berufliche Fortbildung sollte Teil des täglichen Lebens von Fachkräften im Gesundheitswesen sein, insbesondere von Krankenschwestern und -pflegern, da sie mehr Zeit mit Patienten verbringen und in der Lage sein müssen, neue Situationen und unterschiedliche Patienten zu erleben. Im Rahmen der Untersuchung wurde festgestellt, dass von den drei befragten Fachkräften nur eine versucht hat, sich im gerontologischen Bereich zu qualifizieren und fortzubilden, was deutlich macht, dass es sowohl für die Behörden als auch für die Fachkräfte selbst dringend notwendig ist, sich in diesem Bereich zu qualifizieren, um eine qualitativ hochwertige Pflege für diese Altersgruppe zu gewährleisten.

4.2.2 Erleichternde und hinderliche Faktoren in der Altenpflege.

Während der Konsultation mit der älteren Person sollte es Moderatoren geben, die von der Fachkraft, die die Konsultation durchführt, geschaffen werden, oder bereits vorhandene Moderatoren. Wichtig ist, dass die Beratung für die ältere Person angenehm ist und dass sie sich in der Beratungsumgebung wohlfühlt.

Die Krankenschwestern, die zu diesen Erleichterungen und Schwierigkeiten befragt wurden, gaben sehr unterschiedliche Antworten: (E1) stellte nicht die Mittel der Beratung selbst als Erleichterungen in Frage, sondern andere Dienste, die ihr zur Verfügung stehen und die ihr bei der Suche nach den älteren Menschen helfen, (E2) sagte, dass es nicht so viele Erleichterungen gibt, und (E3) beschrieb in ihrer Antwort die normalen Verfahren der Beratung. Über die Schwierigkeiten sprachen (E1) und (E2) über die Kultur und den Widerstand der älteren Menschen gegen einige Aktivitäten.

"Förderer: NASF (Unterstützung), SASC (Sozialhilfesekretariat) und SMS (Städtisches Gesundheitssekretariat); Hindernisse: Kulturelle, finanzielle und politische Schwierigkeiten". (E1)

"Leider sehe ich nicht so viele begünstigende Faktoren. Was die erschwerenden Faktoren betrifft, so möchte ich die folgenden erwähnen: Einige ältere Menschen sind immer noch resistent gegen die Teilnahme an pädagogischen Vorträgen und an der Übungsgruppe; das Gesundheitssekretariat stellt nicht immer die Bedingungen für die Aktivitäten mit der Gruppe zur Verfügung, wie z. B. Snacks und Geschenke; mangelnde Ausbildung der Fachkräfte". (E2)

"Die Bewertung erfolgt in Form einer Anamnese (körperliche Untersuchung), Gewicht, Größe, BMI, bestehende Krankheiten und Risikofaktoren. Und bei SAH und DM wird eine monatliche Bewertung des Blutdrucks und des Blutzuckerspiegels durchgeführt". (E3)

4.2.3 Zur Beurteilung von älteren Menschen in der Pflegeberatung

Bei der Pflegeberatung werden, anders als bei anderen professionellen Beratungen, mehrere Fragen gestellt, um das tägliche Leben der älteren Person und ihre Beziehung zu dieser neuen Lebensphase zu verstehen. Die Pflegekraft ist geschult und darauf ausgerichtet, Fragen zum täglichen Leben, zur Ernährung und sogar zum Sexualleben zu stellen. Es ist nach wie vor wichtig, einige Tests zum Sehen, Bewusstsein, Sprechen, Hören und Tasten durchzuführen, einfache Tests, die während der Konsultation durchgeführt werden können.

"Es wird ganzheitlich vorgegangen, alle betroffenen Bedürfnisse werden bewertet und es werden Überweisungen gemacht". (E1)

"In der Pflegeberatung werden ältere Menschen, wie alle Menschen jeden Alters, in ihrer Gesamtheit beurteilt, d. h. neben gesundheitlichen Faktoren wie Blutdruck, Gewicht, Blutzucker- und Blutfettwerte werden auch psychische und soziale Faktoren berücksichtigt". (E2)

"Die Aktionen sind: Vorträge über gesunde Ernährung, Sexualität, ständige

Einnahme von Medikamenten, Vorbeugung von Geschlechtskrankheiten + Vorbeugung von Brust- und Gebärmutterhalskrebs, Anregung zu körperlicher Aktivität, gesunde Ernährung, Zusammenschluss von älteren Menschen zu Tanzgruppen usw. (E3)

In den Interviews war von einer ganzheitlichen Sichtweise die Rede, von der Bewertung von Raten und psychischen Faktoren in der Beratung sowie von Vorträgen zu verschiedenen Themen.

Dieser neue Lebensabschnitt wirft zahllose Fragen auf, die geklärt werden müssen, und die Angehörigen der Gesundheitsberufe sollten in der Lage sein, den älteren Menschen in dieser Zeit der Entdeckung zu helfen.

4.2.4 Zu den Maßnahmen, die in der Gemeinde zur Förderung des aktiven und gesunden Alterns ergriffen wurden

Es ist wichtig, dass die Stadtverwaltung erkennt, dass ihre Bevölkerung immer älter wird, und dass sie Möglichkeiten zur Gesundheitsprävention für diese Bevölkerung schafft, indem sie Gruppen für ältere Menschen einrichtet, mit ihnen Aktivitäten auf dem Stadtplatz durchführt und ihnen eine Struktur bietet, damit sie sich sicher in der Stadt bewegen können und das Gefühl haben, zu Hause zu sein.

Die Krankenschwestern und Krankenpfleger arbeiten in Partnerschaften mit anderen Fachleuten, sie führen Aktivitäten in öffentlichen Fitnessstudios durch.

"Spielerische Aktivitäten mit Seniorengruppen; Gruppenaktivitäten in der Turnhalle; Aktivitäten bei Gedenkfeiern, usw." (E1)
"Abhaltung von Lehrveranstaltungen für alle PSF- und NASF-Fachleute (Krankenschwestern, Zahnärzte, Ernährungsberater, Sportlehrer, Physiotherapeuten, usw.)" [...] (E2)
"Vorträge mit älteren Menschen ab 60 Jahren; wöchentliche Tanzgruppe; monatliche Sprechstunde bei UBS; Förderung gesunder Ernährung" [...] (E3)

4.2.5 Zu den pflegerischen Interventionen

Pflegemaßnahmen für ältere Menschen sollten Ideen sein, die ihre Aufmerksamkeit wecken, so dass sie das Vorgeschlagene leben wollen, indem sie die Kultur und das Umfeld, in das sie eingebettet sind, analysieren und sich überlegen, wie sie sich in diesem Umfeld verhalten werden.

"Vorträge über: Bedeutung von gesunder Ernährung; Bedeutung von körperlicher Aktivität; Bedeutung der aktiven Teilnahme an Gruppen." [Ob bei Beratungen im Büro oder bei gemeinsamen Aktivitäten, ich ermutige die älteren Menschen immer, an Gruppen teilzunehmen, die vom Sportpädagogen der NASF organisiert werden und in denen neben der Ausübung körperlicher Aktivitäten auch die Geselligkeit untereinander gepflegt wird. [...] (E2)

"Vorträge mit älteren Menschen, Beratungen, Anleitungen zu Ernährung und körperlicher Bewegung"[...] (E3)

Die Befragten betonten, wie wichtig es ist, Vorträge zu halten und zu versuchen, diese älteren Menschen in andere Aktivitäten einzubinden, was von größter Bedeutung ist, da sie nicht mehr in der Routine leben, sondern andere Momente erleben, die ihnen Trost spenden, ihre Zweifel beseitigen und ihr körperliches und geistiges Wohlbefinden verbessern.

KAPITEL 5

5 SCHLUSSFOLGERUNG

Ältere Menschen stellen weltweit eine wachsende Bevölkerungsgruppe dar, die mehr altert als stirbt, so dass ein Bedarf an täglicher Pflege besteht. Diese Studie hat mir als zukünftigem Pflegefachmann ein großes Wissen über diesen Bereich vermittelt und mich dazu gebracht, über Wege der Pflege nachzudenken, bei denen ich mich den älteren Menschen in der Beratung annähere und sie näher an diese Pflege heranführe.

Es gab Schwierigkeiten während der Studie, einschließlich des Fehlens einer spezifischen Tag für ältere Menschen Pflege, so dass dieser Zugang erschwert, weil mit diesem breiten Service, die älteren Menschen, wenn sie in der Gesundheits-Einheit kam nicht wissen, ob es noch einen freien Platz für sie zu sehen, und innerhalb der Basic Health Units ist es wichtig, einen Tag nur auf die Pflege der älteren Menschen gewidmet haben, wird die Möglichkeit haben, andere zu treffen, sprechen über die Beratung leben eine Freizeit.

Ein weiterer negativer Punkt war die fehlende Anwesenheit älterer Menschen in den Einrichtungen. Aufgrund der mangelnden Qualifikation einiger Fachkräfte in der Altenpflege fühlte er sich nicht eingeladen, seine Wohnung zu verlassen und zum Gesundheitsdienst zu gehen.

Daher ist es wichtig, dass alle Fachkräfte wissen, wie sie ältere Menschen auf besondere Weise behandeln können, denn auch sie brauchen eine altersgerechte Pflege, die ihnen Lebensqualität und Wohlbefinden bietet.

Die Entscheidung, diese Arbeit durchzuführen, ergab sich aus der Unruhe zu wissen, wie die Leistung der Krankenschwestern in der Pflegeberatung in der Gesundheitsversorgung älterer Menschen tatsächlich ist. Das Hauptziel dieser Studie ist es, einen Beitrag zu einer angemessenen und würdigen Gesundheitsversorgung für ältere Menschen zu leisten.

Daher stelle ich fest, dass die Gesundheit der Bevölkerung in der Gemeinde verbessert werden muss. Es ist notwendig, dass die Fachleute dieser Bevölkerung würdigere Formen der Pflege zukommen lassen, dass sie sie aufsuchen, sie zu Konsultationen mitnehmen und für jeden Patienten die erforderlichen Maßnahmen ergreifen.

REFERENZEN

ALONSO, F. R. B. **Envelhecendo com Dignidade: o Direito dos Idosos como o Caminho para a Construção de uma Sociedade para Todas as Idades**. UFF/Programa de Pós- Graduação em sociologia e Direito, Niterói. 172f. Dissertation (Master in Sozial- und Rechtswissenschaften) - Universidade Federal Fluminense, 2005.

BERZINS, M.; BORGES, M. C. Politiken für ein alterndes Land. In. LOUVISON, M. C. P; ROSA,

T. E. C. **Envelhecimento e políticas públicas de saúde da pessoa idosa.** São Paulo: Martinari, 2012 c, 157-79 p.

BERZINS, M; BORGES, M.C. **Políticas Públicas para um país que envelhece.** São Paulo. Mortinari, 2012 a, 304 S.

BERZINS, M; BORGES, M.C. Políticas Públicas para um país que envelhece. In: CAMARANO, A. A; PARSINATO, M.T. **O envelhecimento populacional na agenda das políticas públicas.** São Paulo. Mortinari, 2012 b, 253-92 S.

Ministerium für Gesundheit. Departamento de Atenção Básica. **Envelhecimento e Saúde da Pessoa Idosa:** Caderno de Atenção Básica, n.19. Brasília: Ministerium für Gesundheit, 2006, 192 S.

Brasilien. Ministério da Saúde. Sekretariat für Gesundheitsfürsorge. **Departamento de Atenção Básica. Estratégias para o cuidado da pessoa com doença crônica: diabetes mellitus / Ministério da Saúde, Secretaria de Atenção à Saúde, Departamento de Atenção Básica.**
- Brasília: Ministerium für Gesundheit, 2013a. 160 S.

_____. **Departamento de Atenção Básica. Estratégias para o cuidado da pessoa com doença crônica: hipertensão arterial sistêmica / Ministério da Saúde, Secretaria de Atenção à Saúde, Departamento de Atenção Básica.** - Brasília: Ministério da Saúde, 2013b. 128 p

BRASILIEN: Ministerium für Gesundheit. Sekretariat für Gesundheitspflege. Departamento de Atenção Especializada e Temática. **Caderneta da Saúde da Pessoa Idosa.** Brasília: Ministério da Saúde. 3. Ed. 2014, 55 p.

FIGUEIREDO, et. al. **Entre a filosofia e as políticas públicas: o que saber sobre o SUS.** In: FIGUEIREDO, N. M. A; TONINI, T. SUS e PSF para a Enfermagem: práticas para o cuidado em Saúde coletiva. São Caetano do Sul. SP: Yendes Editora, S. 4- 64, 2007 b.

FIGUEIREDO, N. M. A; TONINI, T. **SUS e PSF para Enfermagem: práticas para o cuidado em Saúde coletiva.** São Caetano do Sul. SP: Yendis Editora, 2007 a, 312.

FRANCISCO, P. M. S. B; BARROS, M. B. A; CORDEIRO, M. R. D. Vaccinação contra influenza em idosos: prevalência, fatores associados e motivos da não-adesão em Campinas, São Paulo, Brasil. **Cad. Saúde Pública.** Rio de Janeiro - RJ, v. 27, n. 3, p. 417-426, mar, 2011.

FREITAS, F. F. Q et al. **Nonverbale Kommunikation zwischen Pflegekräften und älteren Menschen im Lichte der Proxemik.** Revista Brasileira de Enfermagem, João Pessoa-PB nov-dez 2014. p. 928-35. GONTIJO, S. **Envelhecimento activo: uma política de saúde.** 1. ed. Brasília: Pan-American Health Organization, 2005, 60 p.

KNAUTH, D. R; COUTO, M. T; FIGUEIREDO, W. S. A visão dos profissionais sobre a presença e as demandas dos homens nos serviços de saúde: perspectivas para a análise da implantação da

Política Nacional de Atenção Integral à Saúde do Homem. **Ciência e Saúde Coletiva.** v. 17, n. 10, p. 2617-2626, 2012.

LIMA, F. E. T., et. al. **Themen, die in der Pflegeberatung angesprochen werden: integrative Literaturübersicht.** Scielo. Verfügbar unter: <http: www. Scielo. Br> Zugriff am: 13 Oct. 2015 um 01:00 Uhr.

MORAES, E. N. **Atenção à saúde do Idoso: aspectos conceituais.** 1. ed. Brasília: Pan-American Health Organization, 2012, 98 p.

NASCIMENTO, C. E. M. **Public Policies on aging: The Judicialization of old age.** Verfügbar unter: < http:// cidy.melo.chotmail. com. 13 Oct , 2015 at 01:30 hours.

OHARA, E. C. C. ; CONCONE, M. H. V. B. **Saúde do Idoso na Atenção Básica de Saúde.** In: OHARA, E. C. C. ; SAITO, R. X. de. S. Saúde da Família: Considerações teóricas e aplicabilidade. 3 ed. São Paulo. p.345- 411. 2014 a.

OHARA, E. C. C.; CONCONE, M. H. V. B. **Saúde da Família: Considerações teóricas e aplicabilidade.** 3 ed. São Paulo, 2014 b. 535 p..

OLIVEIRA, F. de. P. **Protocolo de Enfermagem na Atenção á Saúde do Idoso.** In: ROSSO, C. F. W. et. al. Protocolo de Enfermagem na Atenção Primária à Saúde no Estado de Goiás. 2 ed. Goiânia: Conselho Regional de Enfermagem de Goiás. p. 159- 202. 2014.

SAITO, R. X. de S. **Programa Saúde da Família.** In: OHARA, E. C. C.; SAITO, R. X. de. S. Saúde da Família: Considerações teóricas e aplicabilidade. 3 ed. São Paulo. p. 93- 120. 2014.

SANTOS, N. F; SILVA, M. R. F. **As políticas públicas voltadas ao idoso: melhoria da qualidade de vida ou reprivatização da velhice.** Revista Faculdade Santo Agostinho, Teresina, v. 10, n. 2, p. 358-371, Abr./ Jun 2013.

SANTOS, S. M. R; et al. The nursing consultation in the context of Primary Health Care, Juiz de Fora, Minas Gerais. **Texto Contexto Enferm**, Florianópolis - SP, v. 17, n. 1, p. 124130, Jan-Mar, 2008.

SILVA, J. P. G et al. **Consulta de enfermagem a idoso: instrumentos da comunicação e papéis da enfermagem segundo Peplau.** Escola Anna Nery Revista de Enfermagem, João Pessoa, Jan - Mar 2015. P. 154-161.

TEXEIRA, I. N. D. O; NERI, A. L. Envelhecimento bem-sucedido: uma meta no curso da vida. **Psicol.USP.** São Paulo, v. 19, n. 1, p. 81-94, Jan-Mar, 2008.
VONO, Z. E. **Enfermagem Gerontológica: Atenção à pessoa idosa.** 2 ed. São Paulo. 2011. 106 p.

ANHANG

TERMIN

ANHÄNGE

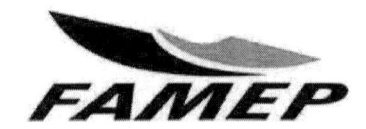

FAMEP

SOCIEDADE DE ENSINO SUPERIOR DO MÉDIO PARNAIBA LTDA - SESMEP
FACULDADE DO MEDIO PARNAIBA - FAMEP
COMENIUS INSTITUT FÜR HOCHSCHULBILDUNG - ISEC
NURSING

ANHANG A

FRAGEBOGEN (FÜR ÄLTERE MENSCHEN)

1) ALTERSGRUPPEN

   ( ) 60-65 ( ) 66-70 ( ) 71-75 ( ) >75

2) SEX

   ( ) MÄNNLICH ( ) WEIBLICH

3) WIE OFT GEHEN SIE ZUR BASISGESUNDHEITSSTATION?

   ( )1/MONAT   ( )1/ PRO JAHR

   ( ) 6/6 MONATE   ( )SUCHT NICHT NACH

4) WELCHEN ARZT KONSULTIEREN SIE IM ALLGEMEINEN?

   ( ) MEDIZINISCH

   ( ) SCHWESTER

( ) DENTIST

( ) ERNÄHRUNGSBERATER

5) HALTEN SIE DIE PFLEGEBERATUNG MIT ÄLTEREN MENSCHEN FÜR WICHTIG?

( ) JA ( ) NEIN

6) IHRER MEINUNG NACH BEWERTEN SIE DIE PFLEGEBERATUNG ALS:

( ) SCHLECHT ( ) GUT

( ) REGELMÄSSIG ( ) AUSGEZEICHNET

7) PRAKTIKEN, DIE SIE SELBST ZUR FÖRDERUNG DES AKTIVEN UND GESUNDEN ALTERNS ANWENDEN?

( ) GESUNDE ERNÄHRUNG

( ) KÖRPERLICHE AKTIVITÄT

( ) ANGEMESSENE MEDIKAMENTE

( ) SCHLAF UND RUHE

( ) IN DIE KIRCHE GEHEN

( ) ARBEIT

8) WELCHE DER FOLGENDEN CHRONISCHEN KRANKHEITEN HABEN SIE?

( ) DIABETES

( ) BLUTHOCHDRUCK

( ) OBESITÄT

( ) HYPERCHOLESTERINÄMIE

9) SIND IHRE IMPFUNGEN (INFLUENZA, DIPHTERIA UND TETANUS (dt) GELBE FLUENZA) ALLE AKTUELL?

( ) JA ( ) NEIN

10) VERWENDEN SIE DAS GESUNDHEITSHEFT FÜR ÄLTERE MENSCHEN BEI IHREN BESUCHEN IN DER BASISGESUNDHEITSEINHEIT?

( ) JA ( ) NEIN

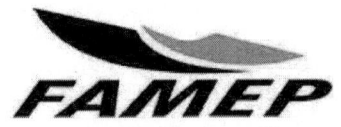

SOCIEDADE DE ENSINO SUPERIOR DO MÉDIO PARNAIBA LTDA - SESMEP
FACULDADE DO MEDIO PARNAIBA - FAMEP
COMENIUS INSTITUT FÜR BILDUNG - ISEC
PFLEGE

ANHANG B

INTERVIEW-SKRIPT (FÜR FACHLEUTE)

1) FÜHLEN SIE SICH IN DER LAGE UND QUALIFIZIERT, ÄLTERE MENSCHEN ZU PFLEGEN?

2) WELCHE FAKTOREN ERLEICHTERN UND ERSCHWEREN DIE PFLEGE VON ÄLTEREN MENSCHEN?

3) WIE ERFOLGT DIE BEURTEILUNG DER ÄLTEREN MENSCHEN IN DER PFLEGEBERATUNG?

4) WELCHE MASSNAHMEN GIBT ES IN DER GEMEINDE, UM AKTIVES UND GESUNDES ALTERN ZU FÖRDERN?

5) WELCHE PFLEGERISCHEN MASSNAHMEN SETZEN SIE EIN, UM DAS AKTIVE UND GESUNDE ALTERN DER VON IHNEN BETREUTEN ÄLTEREN MENSCHEN ZU FÖRDERN?

More Books!

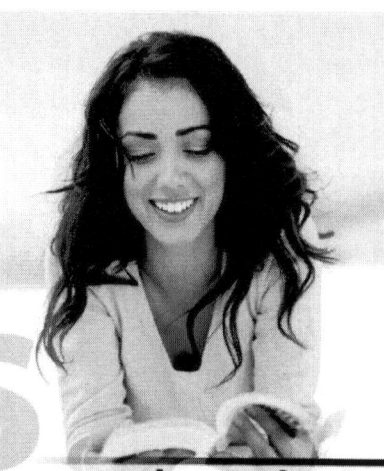

I want morebooks!

Buy your books fast and straightforward online - at one of world's fastest growing online book stores! Environmentally sound due to Print-on-Demand technologies.

Buy your books online at
www.morebooks.shop

Kaufen Sie Ihre Bücher schnell und unkompliziert online – auf einer der am schnellsten wachsenden Buchhandelsplattformen weltweit! Dank Print-On-Demand umwelt- und ressourcenschonend produziert.

Bücher schneller online kaufen
www.morebooks.shop

info@omniscriptum.com
www.omniscriptum.com

OMNIScriptum